注射剂配伍禁忌查询

主编 白秋江 李 庚 朱 杨

科学出版社

北 京

内 容 简 介

    本书介绍了静脉药物混合使用、序贯使用时不同药物在输液容器中的配伍禁忌，对注射剂配制所需溶媒、配制浓度、配制后放置时间、输注速度、输注方法(如避光、使用输液泵)等进行阐述。书中包括 16 类药物，以表格形式编写。本书叙述简洁明了、易于掌握，方便医护人员在使用注射剂时快捷查找配制方法和注意事项，为医生、药师、护士提供常见药物注射剂的配伍禁忌，以保证临床用药安全。

图书在版编目（CIP）数据

    注射剂配伍禁忌查询/白秋江，李庚，朱杨主编. —北京：科学出版社，2020.11

    ISBN 978-7-03-066355-9

    Ⅰ．①注⋯ Ⅱ．①白⋯ ②李⋯ ③朱⋯ Ⅲ．①注射剂－配伍禁忌 Ⅳ．①R944.1

    中国版本图书馆 CIP 数据核字（2020）第 197323 号

责任编辑：李 玫 / 责任校对：杨 赛
责任印制：赵 博 / 封面设计：龙 岩

科 学 出 版 社 出版
北京东黄城根北街 16 号
邮政编码：100717
http://www.sciencep.com
北京凌奇印刷有限责任公司 印刷
科学出版社发行 各地新华书店经销
*
2020 年 11 月第 一 版 开本：889×1194 1/16
2020 年 11 月第一次印刷 印张：9 1/4
字数：300 000
POD定价： 68.00元
（如有印装质量问题，我社负责调换）

编者名单

主　编　白秋江　李　庚　朱　杨

副主编　张　丽　孙　耀　孙钰珊　谢智勇　张海欧

　　　　颜佩文　袁　莉　祁从川　潘艳琼

编　委　(按姓氏笔画排序)

　　　　白秋江　朱　杨　朱慧东　刘　悦　祁从川

　　　　许辰辰　孙　耀　孙钰珊　李　庚　李素君

　　　　李振兴　杨孟雅　杨姗姗　张　丽　张松松

　　　　张海欧　洪　烨　袁　莉　夏文杰　谢智勇

　　　　颜佩文　潘艳琼

前　言

　　配伍禁忌指药物在体外直接发生物理或化学的相互作用，会影响药物疗效或发生毒性反应。药品注射剂在临床治疗中不可替代，但是在使用过程中会遇到很多问题，静脉给药有时需要同时或序贯给予几组药物，不同药物在输液瓶、输液器中可能会发生物理或化学变化，出现变色、沉淀等，给临床工作带来很多困扰。静脉治疗用药，药物之间发生配伍禁忌，将给患者带来性命之虞。另外许多注射剂对溶媒都有要求，溶媒的选择对保证药物理化性的稳定至关重要，溶媒选择不当可导致注射剂快速失效，危及临床用药安全。临床工作中对注射剂配制浓度、配制后放置时间、输注速度、输注方法（如避光、使用输液泵）等均有要求，其中配制完成后的输液究竟能放置多长时间这一问题是护士、医生和药师经常遇到的难题。

　　为了方便医护人员在使用注射剂时快捷地查找到配伍禁忌、配制后的稳定性、配制方法和注意事项，编者参考了大量中文及外文文献编成本书，旨在为临床安全使用注射剂提供参考。

　　本书共包括 16 类药物，每一类中包括临床常用药物和临床新药。为了便于查阅，正文以表格形式编写，包括药品名称，配制方法，溶液、稀释液的稳定性，配伍禁忌等项目。本书可为医生、药师、护士提供常见药物注射剂的配制信息，以保证临床用药安全。

白秋江

南京大学医学院附属泰康仙林鼓楼医院

2020 年 8 月

目　录

第一章 抗感染药物

第一节 抗 菌 药 物

β-内酰胺类

1. 青霉素类 注射剂配制、稳定性及其配伍禁忌见表 1-1。

表 1-1 青霉素类注射剂配制、稳定性及其配伍禁忌

药品名称	配制方法	溶液、稀释液的稳定性	配伍禁忌
阿洛西林	静脉滴注：本品粉针剂以适量注射用水溶解，再以适量 0.9% 氯化钠注射液、5% 葡萄糖氯化钠注射液、5% 或 10% 葡萄糖注射液稀释	与大输液配伍可稳定 8 小时以上，针管内配伍可稳定 2 小时以上 呈酸性的葡萄糖注射液可破坏阿洛西林钠的活性，应临用前配制	12 种复合维生素、70-30 混合猪胰岛素、阿贝卡星、阿米卡星、奥硝唑、苯妥英钠、丙硫硫胺、丙氯拉嗪、大观霉素、地贝卡星、多西环素、二羟丙茶碱、夫西地酸、呋喃硫胺、复方磺胺甲噁唑、复方三维 B、核糖霉素、红霉素、磺胺二甲嘧啶钠、磺胺甲噁唑、磺胺间甲氧嘧啶、磺胺嘧啶、磺胺异噁唑、甲氧苄啶、间羟胺、金霉素、精蛋白锌胰岛素、卡那霉素、卡那霉素 B、链霉素、两性霉素 B、林可霉素、氯霉素、米诺环素、奈替米星、哌拉西林他唑巴坦、羟丁酸钠、羟钴胺、羟喜树碱、羟嗪、清开灵注射液、庆大霉素、庆大霉素甲氧苄啶、去甲肾上腺素、参麦注射液、水溶性维生素、四环素、头孢地嗪、头孢呋辛、头孢拉定、头孢噻吩、土霉素、妥布霉素、万古霉素、维生素 B_1、维生素 B_{12}、维生素 B_2、维生素 B_6、维生素 C、西索米星、腺苷钴胺、硝酸硫胺、小诺米星、新霉素、亚胺培南西司他丁、亚甲蓝、叶酸、依替米星、乙酰半胱氨酸、异丙嗪、异帕米星、茵栀黄注射液、中性低精蛋白锌胰岛素、紫霉素、左奥硝唑
阿莫西林	1. 肌内注射：用注射用水或 0.9% 氯化钠注射液溶解 2. 静脉滴注：用注射用水或 0.9% 氯化钠注射液溶解后，用 0.9% 氯化钠注射液稀释至 100ml	阿莫西林水溶液中 β-内酰胺环易裂解，水解率随温度升高而加速，所以注射液应新鲜配制，配制后不宜久置。用 0.9% 氯化钠注射液配制的 10～20mg/ml 阿莫西林溶液于 25℃ 放置 6 小时内稳定	12 种复合维生素、阿贝卡星、阿米卡星、阿奇霉素、氨溴索、奥硝唑、苯妥英钠、丙硫硫胺、丙氯拉嗪、大观霉素、地贝卡星、多西环素、二羟丙茶碱、夫西地酸、复方三维 B、复方水溶性维生素、复方腺嘌呤、核糖霉素、红霉素、磺胺类、吉他霉素、甲氧苄啶、间羟胺、金霉素、精蛋白锌胰岛素、卡那霉素、卡那霉素 B、克拉霉素、链霉素、两性霉素 B、林可霉素、氯霉素、米诺环素、奈替米星、哌拉西林他唑巴坦、培洛霉素、羟丁酸钠、羟钴胺、羟嗪、清开灵注射液、庆大霉素、去甲肾上腺素、参麦注射液、四环素、头孢地嗪、头孢呋辛、头孢拉定、头孢哌酮舒巴坦、头孢噻吩、土霉素、妥布霉素、万古霉素、维生素 C、西索米星、腺苷钴胺、腺嘌呤、硝酸硫胺、小诺米星、新霉素、亚胺培南西司他丁钠、叶酸钠、依替米星、乙酰半胱氨酸、异丙嗪、异帕米星、茵栀黄注射液、中性低精蛋白锌胰岛素、竹桃霉素、紫霉素

药品名称	配制方法	溶液、稀释液的稳定性	配伍禁忌
阿莫西林氟氯西林	可用 10ml 静脉注射用水作为本品的溶解液。粉末溶解时，含药溶液会显示出一过性粉红色，但在 5 分钟内会变成淡黄色，此为正常现象。再用 0.9%氯化钠注射液稀释，并在 4 小时内用完	注射用阿莫西林钠氟氯西林钠在 10%葡萄糖注射液中 2 小时内稳定，在 0.9%氯化钠注射液中 4 小时内稳定	阿贝卡星、阿米卡星、奥硝唑、大观霉素、地贝卡星、复方氨基酸(18AA)、核糖霉素、环丙沙星、卡那霉素 B、链霉素、氯化钾、奈替米星、培氟沙星、庆大霉素、庆大霉素甲氧苄啶、参麦注射液、头孢地嗪、头孢呋辛、头孢拉定、头孢哌酮舒巴坦、妥布霉素、西索米星、小诺米星、新霉素、亚胺培南西司他丁、依替米星、乙酰半胱氨酸、异帕米星、紫霉素
阿莫西林克拉维酸钾	本品粉针剂临用前每 0.6g 以注射用水或 0.9%氯化钠注射液溶解，随后立即以注射用水、0.9%氯化钠注射液、乳酸钠注射液、复合氯化钠注射液、复合乳酸钠注射液或氯化钾氯化钠注射液 50ml 稀释	注射用阿莫西林钠克拉维酸钾溶液与 0.9%氯化钠注射液配伍的稳定性高，但需尽量在 3 小时内注射完毕 配制的药液应立即给药，剩余药液应废弃，不可再用。可将配制后的注射液加到预冷的输液袋中，其在 5℃条件下，可稳定储存 8 小时，当注射液的温度达到室温时应立即用完。配制的药液不能冷冻保存	阿卡星、阿昔洛韦、氨溴索、丙泊酚中长链脂肪乳、长春西汀、重组人Ⅱ型肿瘤坏死因子受体-抗体融合蛋白、重组人凝血因子Ⅷ、大观霉素、锝[⁹⁹ᵐTc]聚合白蛋白、低分子右旋糖酐、地贝卡星、多西环素、复方右旋糖酐 40、核糖霉素、红霉素、环丙沙星、金霉素、卡那霉素、卡那霉素 B、抗人 T 细胞兔免疫球蛋白、抗人淋巴细胞免疫球蛋白、狂犬病人免疫球蛋白、链霉素、氯化钾、氯霉素、奈替米星、脑蛋白水解物、帕珠沙星、哌拉西林他唑巴坦、破伤风人免疫球蛋白、葡萄糖、庆大霉素、庆大霉素甲氧苄啶、屈他维林、曲克芦丁脑蛋白水解物、人免疫球蛋白、人凝血酶原复合物、人凝血因子Ⅷ、人胎盘血白蛋白、人胎盘脂多糖、人纤维蛋白原、人血白蛋白、参麦注射液、水解蛋白、四环素、胎盘脂多糖、碳酸氢钠、替加氟、天花粉蛋白、头孢地嗪、头孢呋辛、头孢拉定、头孢哌酮舒巴坦、土霉素、妥布霉素、维四高丝、西索米星、纤维蛋白原、小诺米星、新霉素、溴己新、血浆蛋白、亚胺培南西司他丁、依替米星、依托咪酯、乙酰半胱氨酸、乙型肝炎人免疫球蛋白、异帕米星、抑肽酶、右旋糖酐、右旋糖酐铁、鱼精蛋白、脂肪乳、脂肪乳氨基酸葡萄糖、中性低精蛋白锌胰岛素、紫霉素、组织胺人免疫球蛋白
阿莫西林舒巴坦	本品粉针剂以至少 3.5ml 灭菌注射用水溶解,溶解后 60 分钟内使用	在(25±2)℃条件下,水溶液稳定时间为 4 小时,但在 1 小时后,有关物质含量明显增加,故建议在 1 小时内注射完毕	阿贝卡星、阿米卡星、奥硝唑、大观霉素、地贝卡星、复方磺胺甲噁唑、核糖霉素、红霉素、磺胺二甲嘧啶钠、磺胺甲噁唑、磺胺间甲氧嘧啶、磺胺嘧啶、甲氧苄啶、卡那霉素、卡那霉素 B、链霉素、氯霉素、奈替米星、哌拉西林他唑巴坦、庆大霉素、参麦注射剂、四环素、头孢地嗪、头孢呋辛、头孢拉定、头孢哌酮舒巴坦、妥布霉素、西索米星、小诺米星、亚胺培南西司他丁、依替米星、胰岛素、乙酰半胱氨酸、异帕米星、抑肽酶、紫霉素

续表

药品名称	配制方法	溶液、稀释液的稳定性	配伍禁忌
氨苄西林	1. 肌内注射：本品粉针剂125mg、500mg和1g临用前分别溶解于0.9～1.2ml、1.2～1.8ml和2.4～7.4ml灭菌注射用水中 2. 静脉滴注：本品静脉滴注液的浓度不宜超过30mg/ml	本品须新鲜配制，配制的药液应立即使用。氨苄西林钠在水溶液中，除降解反应外，还发生聚合反应，生成可致敏的聚合物；在酸性溶液中不稳定，在弱酸性葡萄糖溶液中分解较迅速；在中性溶液中较稳定 氨苄西林钠溶液的稳定性与药物浓度、储存温度及溶液的pH有关。①灭菌注射用水溶解，浓度为30mg/ml时，在25℃下可稳定8小时，在4℃下可稳定48小时；浓度为20mg/ml时，在4℃下可稳定72小时。②用0.9%氯化钠注射液溶解，浓度为30mg/ml时，在25℃下可稳定8小时，在4℃下可稳定48小时；浓度为20mg/ml时，在4℃下可稳定72小时。③用乳酸钠林格注射液溶解，浓度为30mg/ml时，在25℃下可稳定8小时，在4℃下可稳定24小时。④用1/6mol/L乳酸钠注射液溶解，浓度为30mg/ml时，在25℃下可稳定8小时，在4℃下可稳定48小时。⑤用5%葡萄糖注射液溶解，浓度为20mg/ml时，在25℃下可稳定2小时，在4℃下可稳定4小时。⑥用含0.45%氯化钠的5%葡萄糖注射液溶解，浓度为2mg/ml时，在25℃下可稳定4小时；浓度为10mg/ml时，在4℃下可稳定4小时	阿贝卡星、阿米卡星、阿托品、奥硝唑、丙硫硫胺、大观霉素、地贝卡星、多巴胺、多西环素、多黏菌素E甲磺酸钠、夫西地酸、呋喃硫胺、氟康唑、复方磺胺甲噁唑、复方三维B、复方水溶性维生素、复方腺嘌呤、复方盐酸利多卡因、复合维生素B、核糖霉素、红霉素、琥珀沙星、琥珀氯霉素、琥乙红霉素、环丙沙星、甲硝唑、间羟胺、金霉素、肼屈嗪、聚明胶肽、卡那霉素、卡那霉素B、克林霉素、利多卡因、链霉素、林可霉素、腺嘌呤、氯丙嗪、氯化钙、米卡芬净、米诺环素、奈替米星、诺氟沙星、哌拉西林他唑巴坦、培氟沙星、葡萄糖、葡萄糖酸钙、羟钴胺、氢化可的松、氢化可的松琥珀酸钠、清开灵注射液、庆大霉素、庆大霉素甲氧苄啶、乳酸钠林格、参麦注射液、肾上腺素、双黄连注射液、水解蛋白、四环素、替加环素、头孢吡肟、头孢地嗪、头孢呋辛、头孢拉定、头孢哌酮舒巴坦、土霉素、妥布霉素、维拉帕米、维生素B₁、维生素B₁₂、维生素B₂、维生素B₆、维生素C、西索米星、腺苷钴胺、腺嘌呤、硝酸硫胺、小诺米星、新霉素、新生霉素、亚胺培南西司他丁、叶酸、依替米星、依托红霉素、乙酰半胱氨酸、异帕米星、茵栀黄注射液、右旋糖酐40、紫霉素
氨苄西林舒巴坦	本品在弱酸性葡萄糖注射液中分解较快，宜使用中性溶液溶解，且溶解后须及时使用（久置后致敏物质增多）。以灭菌注射用水或其他适当溶液（如0.9%氯化钠注射液、乳酸钠林格注射液）作为稀释液。用于静脉滴注时，应将每次药量溶于50～100ml稀释液。用于肌内注射时，如注射部位出现疼痛，可用5%无水盐酸利多卡因灭菌注射液配制	本品在弱酸性葡萄糖注射液中分解较快，宜用中性液体溶剂配制。氨苄西林溶液浓度越高，稳定性越差，其稳定性亦随温度升高而降低，且溶液放置后致敏物质可增加，故本品配制成溶液后须及时使用，不宜久置	12种复合维生素、阿贝卡星、阿米卡星、阿托品、丙硫硫胺、重组人凝血因子Ⅷ、醋丙氢可的松、大观霉素、地贝卡星、多巴胺、多西环素、多黏菌素B、多黏菌素E甲磺酸钠、二羟丙茶碱、夫西地酸、呋喃硫胺、复方磺胺甲噁唑、复方水溶性维生素、红霉素、间羟胺、金霉素、精氨酸、肼屈嗪、卡那霉素、卡那霉素B、抗人T淋巴细胞免疫球蛋白、抗人T细胞兔免疫球蛋白、抗人淋巴细胞免疫球蛋白、克林霉素、狂犬病人免疫球蛋白、链霉素、林可霉素、氯化钙、氯化钾、氯霉素、奈替米星、哌拉西林他唑巴坦、破伤风人免疫球蛋白、葡萄糖、葡萄糖酸钙、羟丁酸钠、羟钴胺、羟喜树碱、氢化可的松、清开灵注射液、庆大霉素、庆大霉素甲氧苄啶、人免疫球蛋白、人凝血因子Ⅷ、人胎盘血白蛋白、人胎盘脂多糖、人纤维蛋白原、人血白蛋白、参麦注射液、肾上腺素、水解蛋白、四环素、胎盘脂多糖、替加环素、头孢地嗪、头孢呋辛、头孢拉定、头孢哌酮舒巴坦、土霉素、妥布霉素、维生素B₁、维生素B₁₂、维生素B₂、维生素B₆、维生素C、西索米星、纤维蛋白原、腺苷钴胺、腺嘌呤、硝酸硫胺、小诺米星、新霉素、新生霉素、亚胺培南西司他丁、亚甲蓝、叶酸、依替米星、胰岛素、乙酰半胱氨酸、乙型肝炎人免疫球蛋白、异帕米星、抑肽酶、茵栀黄注射液、右旋糖酐、紫霉素、组织胺人免疫球蛋白

续表

药品名称	配制方法	溶液、稀释液的稳定性	配伍禁忌
苯唑西林	静脉滴注:浓度为10～20mg/ml时,最好用0.9%氯化钠注射液或5%葡萄糖注射液稀释	室温下放置6小时,苯唑西林钠抗菌活性下降小于10%。用0.9%氯化钠注射液或5%葡萄糖注射液稀释6小时内用完;用其他输液稀释时,药物浓度应更低,冷藏保存	12种复合维生素、阿贝卡星、阿米卡星、奥硝唑、苯巴比妥、丙硫硫胺、大观霉素、地贝卡星、多黏菌素、夫西地酸、呋喃硫胺、复方磺胺甲噁唑、复方三维B、复方水溶性维生素、复方腺嘌呤、复合维生素B、核糖霉素、琥珀胆碱、磺胺嘧啶、间羟胺、卡那霉素、链霉素、磷酸腺嘌呤、奈替米星、哌拉西林他唑巴坦、羟钴胺、清开灵注射液、庆大霉素、庆大霉素甲氧苄啶、去甲肾上腺素、参麦注射液、水解蛋白、四环素、头孢地嗪、头孢呋辛、头孢拉定、头孢哌酮舒巴坦、土霉素、妥布霉素、维生素B₁、维生素B₁₂、维生素B₂、维生素B₆、维生素C、戊巴比妥、西索米星、腺苷钴胺、腺嘌呤、硝酸硫胺、小诺米星、新生霉素、亚胺培南西司他丁钠、依替米星、乙酰半胱氨酸、异帕米星、茵栀黄注射液、紫霉素
苄星青霉素	肌内注射:临用前加适量灭菌注射用水使成混悬液	苄星青霉素与0.9%氯化钠注射液混合后4小时内,无外观及物理性质改变	阿贝卡星、阿米卡星、奥硝唑、大观霉素、地贝卡星、夫西地酸、复方磺胺甲噁唑、核糖霉素、卡那霉素、链霉素、奈替米星、哌拉西林他唑巴坦、清开灵注射液、庆大霉素、柔红霉素、参麦注射液、四环素、头孢地嗪、头孢呋辛、头孢拉定、头孢哌酮舒巴坦、妥布霉素、西索米星、小诺米星、新霉素、依替米星、乙酰半胱氨酸、异帕米星、茵栀黄注射液、紫霉素
呋布西林	本品可用5%果糖注射液、5%葡萄糖注射液、果糖氯化钠注射液、0.9%氯化钠注射液稀释后静脉滴注	与大输液配伍可稳定8小时以上,针管内配伍可稳定2小时以上	同哌拉西林
氟氯西林	静脉滴注:本品粉针剂临用前以100～250ml 0.9%氯化钠注射液或5%葡萄糖注射液溶解稀释	本品在酸性介质中稳定,静脉滴注液配制后应在4小时内使用完	阿贝卡星、阿米卡星、奥硝唑、丙氨酰谷氨酰胺、醋甘氨酸乙二胺、大观霉素、地贝卡星、复方氨基酸、复方磺胺甲噁唑、复方支链氨基酸、谷氨酸钾、谷氨酸钠、谷氨酰胺、核糖霉素、精氨酸、卡那霉素、卡那霉素B、赖氨酸、链霉素、奈替米星、哌拉西林他唑巴坦、清开灵注射液、庆大霉素、参麦注射液、水解蛋白、头孢地嗪、头孢呋辛、头孢拉定、妥布霉素、西索米星、小诺米星、新霉素、亚胺培南西司他丁、依替米星、乙酰半胱氨酸、异帕米星、茵栀黄注射液、脂肪乳、紫霉素
海他西林	肌内注射或静脉滴注:用0.9%氯化钠注射液溶解	本品注射剂应溶解后立即使用,溶解放置后致敏物质可增多本品在弱酸性葡萄糖注射液中分解较快,宜用中性液体作溶剂	B族维生素、阿托品、氨基酸、氨基糖苷类、苯妥英钠、丙氯拉嗪、叠氮氯霉素、多巴胺、红霉素、间羟胺、克林霉素、两性霉素B、林可霉素、氯化钙、氯霉素、葡萄糖酸钙、羟嗪、去甲肾上腺素、四环素、头孢噻吩、万古霉素、维生素C、异丙嗪

续表

药品名称	配制方法	溶液、稀释液的稳定性	配伍禁忌
磺苄西林	1. 静脉注射：每克药物用 20ml 注射用水或 5%葡萄糖注射液溶解 2. 静脉滴注：每瓶药物用适量 5%葡萄糖注射液或 0.9%氯化钠注射液溶解，一次将 1～5g 药物溶解液稀释于相对应的 100～500ml 输液中	浓度较高的磺苄西林钠溶液可形成多聚体（为致敏区），因此注射液须新鲜配制	12 种复合维生素、阿贝卡星、阿米卡星、奥硝唑、苯巴比妥、丙硫硫胺、大观霉素、蛋白银、地贝卡星、多黏菌素 B、夫西地酸、呋喃硫胺、复方磺胺甲噁唑、复方三维 B、复方水溶性维生素、复方腺嘌呤、核糖霉素、琥珀胆碱、磺胺嘧啶钠、间羟胺、卡那霉素、卡那霉素 B、链霉素、磷酸腺嘌呤、氯化钾、奈替米星、哌拉西林他唑巴坦、羟钴胺、清开灵注射液、庆大霉素、去甲肾上腺素、参麦注射液、水解蛋白、四环素、头孢地嗪、头孢呋辛、头孢拉定、妥布霉素、维生素 B_1、维生素 B_{12}、维生素 B_2、维生素 B_6、维生素 C、戊巴比妥、西索米星、腺苷钴胺、腺嘌呤、硝酸硫胺、小诺米星、新霉素、新生霉素、亚胺培南西司他丁、叶酸、依替米星、乙酰半胱氨酸、异帕米星、茵栀黄成方、紫霉素
氯唑西林	溶于 100～200ml 0.9%氯化钠注射液中静脉滴注	最好选用 0.9%氯化钠注射液，配好后应在 120 分钟内使用，如选用葡萄糖氯化钠注射液配制，应在 60 分钟内使用	12 种复合维生素、B 族维生素、阿贝卡星、阿米卡星、奥硝唑、苯巴比妥、丙硫硫胺、大观霉素、地贝卡星、多黏菌素 B、多黏菌素 E 甲磺酸钠、夫西地酸、呋喃硫胺、复方磺胺甲噁唑、复方三维 B、复方水溶性维生素、复方腺嘌呤、间羟胺、酒石酸间羟胺、卡那霉素、喹诺酮类、链霉素、罗库溴铵、氯丙嗪、奈替米星、哌拉西林他唑巴坦、羟钴胺、清开灵注射液、庆大霉素、庆大霉素甲氧苄啶、去甲肾上腺素、参麦注射液、四环素、头孢地嗪、头孢呋辛、头孢拉定、头孢哌酮舒巴坦、土霉素、妥布霉素、维生素 C、西索米星、小诺米星、新霉素、亚胺培南西司他丁、叶酸、依替米星、乙酰半胱氨酸、异帕米星、脂肪乳、中药注射剂、紫霉素
美洛西林	1. 肌内注射：本品粉针剂临用前以灭菌注射用水溶解 2. 静脉给药：本品粉针剂临用前以 5%葡萄糖氯化钠注射液、5%或 10%葡萄糖注射液溶解并稀释	室温下，与 0.9%氯化钠注射液配伍后可以稳定 4 小时 美洛西林钠在 0.9%氯化钠注射液或 5%葡萄糖注射液中尚稳定，但仍以临用前配制为宜。配制的溶液储存于冷处可析出结晶，可将容器置温水中使结晶溶解后再使用	12 种复合维生素、70-30 混合猪胰岛素、阿贝卡星、阿米卡星、氨溴索、奥硝唑、苯妥英钠、丙氯拉嗪、大观霉素、地贝卡星、二羟丙茶碱、夫西地酸、呋喃硫胺、复方磺胺甲噁唑、复方三维 B、核糖霉素、红霉素、磺胺二甲嘧啶、磺胺甲噁唑、磺胺间甲氧嘧啶、磺胺嘧啶、磺胺异噁唑、甲氧苄啶、间羟胺、精蛋白锌胰岛素、卡那霉素、卡那霉素 B、链霉素、两性霉素 B、林可霉素、氯化琥珀胆碱、氯霉素、奈替米星、诺氟沙星、哌拉西林他唑巴坦、泼尼松龙、普鲁卡因、羟丁酸钠、羟钴胺、羟嗪、清开灵注射液、庆大霉素、庆大霉素甲氧苄啶、去甲肾上腺素、参麦注射液、水溶性维生素、四环素、替加环素、头孢地嗪、头孢呋辛、头孢拉定、头孢噻吩、妥布霉素、万古霉素、维生素 B_1、维生素 B_{12}、维生素 B_6、维生素 C、西索米星、硝酸硫胺、小诺米星、新霉素、亚胺培南西司他丁、叶酸、依替米星、乙酰半胱氨酸、异丙嗪、异帕米星、茵栀黄注射液、中性低精蛋白锌胰岛素、紫霉素

续表

药品名称	配制方法	溶液、稀释液的稳定性	配伍禁忌
美洛西林舒巴坦	本品粉针剂临用前用适量灭菌注射用水或 0.9%氯化钠注射液溶解，再用 0.9%氯化钠注射液、5%葡萄糖氯化钠注射液、5%或 10%葡萄糖注射液100ml 稀释	美洛西林钠舒巴坦钠在 3 种注射液(0.9%氯化钠注射液、10%葡萄糖注射液、葡萄糖氯化钠注射液)中溶解并于25℃放置 0～12 小时，美洛西林钠、舒巴坦钠的含量均无显著变化，基本保持稳定	阿贝卡星、阿米卡星、氨茶碱、大观霉素、地贝卡星、核糖霉素、卡那霉素、卡那霉素 B、链霉素、硫酸紫霉素、氯化钾、奈替米星、哌拉西林他唑巴坦、庆大霉素、参麦注射液、头孢地嗪、头孢呋辛、头孢拉定、头孢哌酮舒巴坦、妥布霉素、西索米星、小诺米星、新霉素、亚胺培南西司他丁钠、依替米星、乙酰半胱氨酸、异帕米星、抑肽酶、紫霉素
美西林	本品每 0.5～1g 以 50ml 溶液溶解，配制成浓度为 10～20mg/ml 的溶液	尚无资料	阿贝卡星、阿米卡星、大观霉素、地贝卡星、核糖霉素、卡那霉素、卡那霉素 B、链霉素、氯化钾、奈替米星、庆大霉素、头孢哌酮舒巴坦、妥布霉素、西索米星、小诺米星、新霉素、盐酸大观霉素、依替米星、异帕米星、紫霉素
萘夫西林	1. 静脉注射：本品粉针剂以无菌注射用水或 0.9%氯化钠注射液溶解稀释至 15～30ml 2. 静脉滴注：本品粉针剂以 0.9%氯化钠注射液、5%葡萄糖注射液或 5%葡萄糖氯化钠注射液溶解并稀释 3. 肌内注射：本品粉针剂1g 临用前以无菌注射用水或 0.9%氯化钠注射液 3.4ml 溶解并稀释至 4ml，使药液浓度为250mg/ml	用 5%葡萄糖注射液、0.9%氯化钠注射液、含 0.45%氯化钠的 5%葡萄糖注射液或复方氯化钠注射液稀释的萘夫西林钠溶液(浓度为 1～30mg/ml)室温下放置 24 小时，溶液物理性状未改变，抗菌活性未降低	阿贝卡星、阿米卡星、氨曲南、奥硝唑、苯巴比妥、大观霉素、地贝卡星、夫西地酸、复方磺胺甲噁唑、复方三维 B、复方水溶性维生素、复方腺嘌呤、核黄素、核糖霉素、间羟胺、卡那霉素、卡那霉素 B、链霉素、硫酸镁、奈替米星、哌拉西林他唑巴坦、羟钴胺、清开灵注射液、庆大霉素、庆大霉素甲氧苄啶、去甲肾上腺素、参麦注射液、头孢地嗪、头孢呋辛、头孢拉定、妥布霉素、维生素 B$_1$、维生素 B$_{12}$、维生素 B$_2$、维生素 C、西索米星、硝酸硫胺、小诺米星、新霉素、亚胺培南西司他丁钠、依替米星、乙酰半胱氨酸、异帕米星、茵栀黄注射液、紫霉素、左奥硝唑
哌拉西林	1. 静脉注射：本品粉针剂每克用 5ml 稀释溶液溶解，稀释溶液推荐使用灭菌注射用水、0.9%氯化钠注射液或 5%葡萄糖注射液 2. 静脉滴注：本品粉针剂用 5%葡萄糖注射液、乳酸盐林格注射液或 0.9%氯化钠注射液溶解并稀释	配制好的注射液在室温下 24 小时内保持稳定，在冷藏下 7 天内保持稳定	阿贝卡星、阿米卡星、奥硝唑、大观霉素、地贝卡星、夫西地酸、复方磺胺甲噁唑、核糖霉素、卡那霉素、卡那霉素 B、链霉素、氯化钾、奈替米星、清开灵注射液、庆大霉素、庆大霉素甲氧苄啶、人胎盘血白蛋白、人血白蛋白、参麦注射液、碳酸氢钠、头孢地嗪、头孢呋辛、头孢拉定、头孢哌酮舒巴坦、妥布霉素、西索米星、小诺米星、新霉素、亚胺培南西司他丁、依替米星、乙酰半胱氨酸、异帕米星、茵栀黄注射液、紫霉素
哌拉西林舒巴坦	临用前先将本品粉针剂以适量（至少 5ml）5%葡萄糖注射液或 0.9%氯化钠注射液溶解，再以同一溶剂稀释	尚不明确	阿贝卡星、阿米卡星、奥硝唑、大观霉素、地贝卡星、核糖霉素、卡那霉素、卡那霉素 B、链霉素、氯化钾、奈替米星、哌拉西林他唑巴坦、庆大霉素、庆大霉素甲氧苄啶、参麦注射液、碳酸氢钠、头孢地嗪、头孢呋辛、头孢拉定、头孢哌酮舒巴坦、妥布霉素、西索米星、小诺米星、亚胺培南西司他丁、依替米星、乙酰半胱氨酸、异帕米星、抑肽酶、紫霉素

续表

药品名称	配制方法	溶液、稀释液的稳定性	配伍禁忌
哌拉西林他唑巴坦	本品粉针剂每克(以哌拉西林计)可用 0.9%氯化钠注射液、灭菌注射用水(推荐每次用药的灭菌注射用水最大体积为50ml)、5%葡萄糖注射液溶解,溶解后的药物可用 0.9%氯化钠注射液、灭菌注射用水(推荐每次用药的灭菌注射用水最大体积为50ml)、5%葡萄糖注射液、6%右旋糖酐氯化钠注射液、乳酸钠林格注射液、哈特曼液、醋酸林格液(推荐每次给药的体积为 50～150ml)稀释	溶解后应立即使用,未使用部分室温(20～25℃)保存不得超过 24 小时,或冷藏(2～8℃)保存不得超过48小时	阿贝卡星、阿洛西林、阿米卡星、阿莫西林、阿莫西林氟氯西林、阿莫西林克拉维酸钾、阿莫西林舒巴坦、阿奇霉素、阿昔洛韦、氨苄西林、氨苄西林氯唑西林、氨苄西林舒巴坦、氨丁三醇、氨曲南、奥硝唑、苯唑西林、比阿培南、苄星青霉素、丙氯拉嗪、博来霉素、茶苯海明、重组人凝血因子Ⅷ、达卡巴嗪、达托霉素、大观霉素、多巴酚丁胺、多柔比星、多西环素、厄他培南、放线菌素D、夫西地酸、呋布西林、伏立康唑、氟罗沙星、氟氯西林、氟氯西林阿莫西林、氟哌啶醇、氟哌利多、氟氧头孢、复方磺胺甲噁唑、更昔洛韦、核糖霉素、红霉素、琥乙红霉素、环丙沙星、磺胺二甲嘧啶、磺胺嘧啶、磺苄西林、吉他霉素、加替沙星、甲砜霉素、甲砜霉素甘氨酸酯、甲硝唑、甲氧苄啶、卡泊芬净、卡那霉素、卡那霉素B、抗人T淋巴细胞免疫球蛋白、抗人T细胞兔免疫球蛋白、抗人淋巴细胞兔免疫球蛋白、克林霉素、狂犬病人免疫球蛋白、奎宁、拉氧头孢、利奈唑胺、链霉素、链佐星、两性霉素 B、林可霉素、磷霉素、洛美沙星、氯丙嗪、氯霉素、美罗培南、美洛西林、美洛西林钠舒巴坦、咪康唑、米诺环素、米托蒽醌、纳布啡、奈替米星、萘夫西林、黏菌素、诺氟沙星、帕尼培南倍他米隆、帕珠沙星、哌拉西林舒巴坦、泮托拉唑、培氟沙星、平阳霉素、破伤风人免疫球蛋白、普鲁卡因青霉素、羟嗪、青霉素、庆大霉素、庆大霉素甲氧苄啶、去甲万古霉素、人免疫球蛋白、人凝血酶原复合物、人凝血因子Ⅷ、人胎盘血白蛋白、人胎盘脂多糖、人纤维蛋白原、人血白蛋白、柔红霉素、参麦注射液、舒巴坦、水解蛋白、顺阿曲库铵、顺铂、丝裂霉素、四环素、胎盘脂多糖、碳酸氢钠、替加环素、替卡西林克拉维酸钾、替考拉宁、替硝唑、头孢地嗪、头孢呋辛、头孢甲肟、头孢克肟、头孢拉定、头孢硫脒、头孢美唑、头孢孟多酯钠、头孢米诺、头孢尼西、头孢哌酮、头孢哌酮他唑巴坦、头孢匹胺、头孢匹罗、头孢曲松、头孢曲松舒巴坦、头孢曲松他唑巴坦、头孢噻吩、头孢噻利、头孢噻肟、头孢噻肟舒巴坦、头孢他啶、头孢他啶他唑巴坦、头孢替安、头孢替唑、头孢西丁、头孢西酮、头孢唑林、头孢唑肟、妥布霉素、万古霉素、维生素 B₁、西索米星、纤维蛋白原、硝酸硫胺、小诺米星、新霉素、亚胺培南西司他丁、氧氟沙星、伊达比星、依诺沙星、依替米星、乙酰半胱氨酸、异丙嗪、抑肽酶、组织胺人免疫球蛋白、左氧氟沙星
普鲁卡因青霉素	肌内注射:临用前加适量灭菌注射用水使成混悬液	尚不明确	阿贝卡星、阿米卡星、大观霉素、地贝卡星、夫西地酸、复方磺胺甲噁唑、核糖霉素、卡那霉素、链霉素、奈替米星、哌拉西林他唑巴坦、葡萄糖、清开灵注射液、庆大霉素、参麦注射液、头孢地嗪、头孢呋辛、头孢拉定、头孢哌酮舒巴坦、妥布霉素、西索米星、小诺米星、新霉素、亚胺培南西司他丁钠、依替米星、乙酰半胱氨酸、异帕米星、茵栀黄注射液、紫霉素

药品名称	配制方法	溶液、稀释液的稳定性	配伍禁忌
青霉素	1. 肌内注射：用灭菌注射用水或 0.9%氯化钠注射液溶解，浓度不超过 100 000U/ml 2. 静脉滴注：将上述用于肌内注射的溶液用 0.9%氯化钠注射液或 5%葡萄糖注射液稀释至 100～1000ml 后静脉滴注，滴注时间至少 1 小时	水溶液在室温不稳定，20U/ml 青霉素溶液于 30℃放置 24 小时效价下降 56%，青霉烯酸含量增加 200 倍，因此应用本品须新鲜配制。青霉素水溶液必须保存时，应置于冰箱中，但宜当天用完。用 0.9%氯化钠注射液配制的药液室温下可稳定存放 8 小时	B 族维生素、阿米卡星、阿糖胞苷、阿托品、氨茶碱、氨丁三醇、氨甲苯酸、氨甲环酸、氨力农、氨溴索、胞磷胆碱钠、苯巴比妥钠、丙氯拉嗪、丙嗪、博来霉素、长春西汀、长春新碱、垂体后叶素、促皮质素、地贝卡星、地塞米松磷酸钠、丁卡因、毒毛花苷 C、多巴胺、多巴酚丁胺、多柔比星、多西环素、多黏菌素 B、二甲弗林、放线菌素 D、酚磺乙胺、酚妥拉明、奋乃静、氟哌啶醇、辅酶 A、复方氨基酸、肝素钠、更昔洛韦、含醇的注射剂(氢化可的松、地西泮等)、琥乙红霉素、磺胺类、吉他霉素、甲泼尼龙琥珀酸钠、甲硝唑、甲氧氯普胺、间羟胺、精氨酸、克林霉素、奎尼丁、奎宁、拉贝洛尔、劳拉西泮、利福霉素钠(需先稀释，再混合)、利血平、链霉素、两性霉素 B、林可霉素、磷霉素、硫喷妥钠、罗通定、洛贝林、氯苯那敏、氯丙嗪、氯化筒箭毒碱、氯霉素、麻黄碱、吗啡、麦角新碱、美芬丁胺、美西律、门冬酰胺酶、米诺环素、米托蒽醌、奈替米星、黏菌素、尿激酶、哌替啶、培氟沙星、喷他脒、喷他佐辛、羟嗪、羟乙基淀粉、庆大霉素、去甲肾上腺素、去甲万古霉素、去乙酰毛花苷、乳糖酸红霉素、塞替派、肾上腺色腙、水解蛋白、四环素、缩宫素、碳酸氢钠、头孢呋辛、头孢噻吩、头孢唑肟、妥布霉素、万古霉素、维生素 C、维生素 K₁、戊巴比妥、西索米星、细胞色素 C、硝普钠、新斯的明、洋地黄毒苷、胰岛素、乙酰丙嗪、乙酰谷酰胺、异丙嗪、异戊巴比妥、异烟肼、罂粟碱、右旋糖酐 40、鱼精蛋白、脂肪乳剂、中药注射剂、重金属(铜、锌、汞等)
羧苄西林	1. 肌内注射：1g 本品用灭菌注射用水 2～3.6ml 溶解，为减轻疼痛加 0.5%利多卡因(不含肾上腺素)作稀释液亦可 2. 静脉注射：用 5%葡萄糖注射液溶解 3. 静脉滴注：用 5%葡萄糖注射液溶解	浓度较高的羧苄西林钠溶液可形成多聚体(为致敏区)，因此注射液须新鲜配制	12 种复合维生素、阿贝卡星、阿米卡星、奥硝唑、苯妥英钠、丙硫硫胺、大观霉素、地贝卡星、多巴酚丁胺、夫西地酸、呋喃硫胺、复方磺胺甲噁唑、复方三维 B、复方水溶性维生素、复方腺嘌呤、核糖霉素、琥珀氯霉素、甲氧明、间羟胺、卡那霉素、卡那霉素 B、可乐定、链霉素、两性霉素 B、麻黄碱、美芬丁胺、奈替米星、哌拉西林他唑巴坦、羟钴胺、清开灵注射液、庆大霉素、庆大霉素甲氧苄啶、去甲肾上腺素、去氧肾上腺素、沙丁胺醇、参麦注射液、肾上腺素、四环素、特布他林、头孢地嗪、头孢呋辛、头孢拉定、头孢哌酮舒巴坦、土霉素、妥布霉素、维生素 B₁、维生素 B₁₂、维生素 B₂、维生素 B₆、维生素 C、西索米星、腺嘌呤、小诺米星、新霉素、亚胺培南西司他丁、叶酸、依替米星、异丙嗪、异肾上腺素、异帕米星、紫霉素

药品名称	配制方法	溶液、稀释液的稳定性	配伍禁忌
替卡西林	1. 静脉注射：每克药物用无菌注射用水、0.9%氯化钠注射液或 5%葡萄糖注射液 4ml 溶解 2. 静脉滴注：上述静脉注射液稀释于 0.9%氯化钠注射液或 5%葡萄糖注射液 50～100ml 中	用灭菌注射用水、5%葡萄糖注射液或 0.9%氯化钠注射液溶解和(或)稀释的替卡西林钠溶液(10～100mg/ml)可以在室温下稳定储存 48 小时以上	阿贝卡星、阿米卡星、大观霉素、地贝卡星、夫西地酸、复方磺胺甲噁唑、核糖霉素、卡那霉素、卡那霉素 B、链霉素、氯化钾、奈替米星、清开灵注射液、庆大霉素、妥布霉素、西索米星、小诺米星、新霉素、依替米星、乙酰半胱氨酸、异帕米星、茵栀黄注射液、紫霉素
替卡西林克拉维酸钾	1. 本品 1.6g 粉针剂用灭菌注射用水或 5%葡萄糖注射液 10ml 溶解，再用灭菌注射用水 50ml 或 5%葡萄糖注射液 100ml 稀释 2. 本品 3.2g 粉针剂用灭菌注射用水或 5%葡萄糖注射液 10ml 溶解，再用灭菌注射用水 100ml 或者 5%葡萄糖注射液 100ml 或 150ml 稀释	用灭菌注射用水、5%葡萄糖注射液或 0.9%氯化钠注射液溶解和(或)稀释的替卡西林钠克拉维酸钾溶液(10～100mg/ml)可以在室温下稳定储存 48 小时以上	阿贝卡星、阿米卡星、丙泊酚中长链脂肪乳、重组人Ⅱ型肿瘤坏死因子受体-抗体融合蛋白、重组人凝血因子Ⅷ、大观霉素、锝[^{99m}Tc]聚合白蛋白、地贝卡星、核糖霉素、卡那霉素、卡那霉素 B、抗人 T 淋巴细胞免疫球蛋白、抗人 T 细胞兔免疫球蛋白、抗人淋巴细胞免疫球蛋白、狂犬病人免疫球蛋白、链霉素、氯化钾、奈替米星、脑蛋白水解物、凝血酶、哌拉西林他唑巴坦、破伤风人免疫球蛋白、庆大霉素、庆大霉素甲氧苄啶、曲克芦丁脑蛋白水解物、全氟丙烷人血白蛋白、人免疫球蛋白、人凝血酶原复合物、人凝血因子Ⅷ、人胎盘血白蛋白、人胎盘脂多糖、人纤维蛋白原、人血白蛋白、参麦注射剂、水解蛋白、胎盘脂多糖、碳酸氢钠、天花粉蛋白、头孢地嗪、头孢呋辛、头孢拉定、头孢哌酮舒巴坦、妥布霉素、西索米星、纤维蛋白原、小诺米星、新霉素、亚胺培南西司他丁、亚锡聚合白蛋白、胰岛素、乙酰半胱氨酸、乙型肝炎人免疫球蛋白、异帕米星、抑肽酶、鱼精蛋白、脂肪乳、脂肪乳氨基酸葡萄糖、紫霉素、组织胺人免疫球蛋白

2. 头孢菌素类　注射剂配制、稳定性及其配伍禁忌见表 1-2。

表 1-2　头孢菌素类注射剂配制、稳定性及其配伍禁忌

药品名称	配制方法	溶液、稀释液的稳定性	配伍禁忌
氟氧头孢	本品粉针剂 1g 以注射用水、5%葡萄糖注射液或 0.9%氯化钠注射液 4ml 溶解	配制后应尽快使用，常温保存不超过 6 小时，冷藏保存不超过 24 小时	阿米卡星、核糖霉素、卡那霉素、奈替米星、尼卡地平、哌拉西林他唑巴坦、庆大霉素、参麦注射液、头孢地嗪、头孢呋辛、头孢拉定、妥布霉素、西索米星、小诺米星、亚胺培南西司他丁、乙酰半胱氨酸、异帕米星
拉氧头孢	本品粉针剂 1g 以 4ml 以上的灭菌注射用水、5%葡萄糖注射液或 0.9%氯化钠注射液溶解	配制后应尽快使用，室温保存不超过 24 小时，冷藏保存不超过 72 小时	阿米卡星、表柔比星、多巴酚丁胺、多柔比星、甘露醇、核糖霉素、红霉素、卡那霉素、奈替米星、哌拉西林他唑巴坦、庆大霉素、参麦注射液、头孢地嗪、头孢呋辛、头孢拉定、妥布霉素、西索米星、小诺米星、亚胺培南西司他丁钠、乙酰半胱氨酸、异帕米星、抑肽酶

续表

药品名称	配制方法	溶液、稀释液的稳定性	配伍禁忌
头孢吡肟	本品粉针剂 1～2g 以 0.9%氯化钠注射液、5%或 10%葡萄糖注射液、1/6mol/L 乳酸钠注射液、5%葡萄糖加 0.9%氯化钠注射液、乳酸林格加 5%葡萄糖注射液 50～100ml 溶解，药物浓度不应超过40mg/ml，约 30 分钟滴完	新鲜配制溶液会从无色转变成琥珀色，并在存放过程中逐渐变深。使用相容性输液配制的1～40mg/ml 头孢吡肟溶液，室温下可稳定存放 24 小时，冷藏时可稳定存放 7 天	B 族维生素、阿贝卡星、阿米卡星、氨苄西林、氨茶碱、氨溴索、奥美拉唑、奥硝唑、苯妥英钠、表柔比星、丙硫硫胺、穿琥宁、大观霉素、地贝卡星、多柔比星、呋喃硫胺、复方腺嘌呤、复合维生素 B、核糖霉素、红霉素、甲硝唑、间羟胺、卡那霉素、卡那霉素 B、链霉素、奈替米星、葡萄糖酸钙、七叶皂苷钠、羟钴胺、清开灵注射液、庆大霉素、庆大霉素甲氧苄啶、柔红霉素、参麦注射液、四环素、痰热清、头孢地嗪、头孢呋辛、头孢拉定、头孢西丁、妥布霉素、万古霉素、维生素 B_1、西索米星、腺苷钴胺、腺嘌呤、硝酸硫胺、小诺米星、新霉素、亚胺培南西司他丁、叶酸、依替米星、乙酰半胱氨酸、异帕米星、紫霉素、左氧氟沙星
头孢地嗪	本品粉针剂 0.5g、1g 或 2g 溶于 40ml 0.9%氯化钠注射液或林格液中	本品粉针剂溶解后应尽快使用，室温下保存不超过 6 小时，2～8℃保存不得超过 24 小时。如果用 5%葡萄糖注射液稀释，头孢地嗪钠在此溶液中不能长期保持稳定，应立即使用	B 族维生素、阿贝卡星、阿洛西林、阿米卡星、阿莫西林、阿莫西林氟氯西林、阿莫西林克拉维酸钾、阿莫西林舒巴坦、阿奇霉素、氨苄西林、氨苄西林氯唑西林、氨苄西林钠舒巴坦、氨甲苯酸、氨氯西林、氨曲南、氨溴索、奥硝唑、苯妥英钠、苯唑西林、比阿培南、苄星青霉素、表柔比星、丙硫硫胺、博安霉素、博来霉素、达托霉素、大观霉素、地贝卡星、丁二磺酸腺苷蛋氨酸、多柔比星、多西环素、多黏菌素 B、厄他培南、放线菌素 D、夫西地酸、呋布西林、呋喃硫胺、伏立康唑、氟康唑、氟罗沙星、氟氯西林、氟氯西林阿莫西林、氟氧头孢、复方磺胺甲噁唑、复方腺嘌呤、复合维生素 B、果糖二磷酸钠、核糖霉素、红霉素、琥珀氯霉素、环丙沙星、磺胺二甲嘧啶、磺胺嘧啶、磺苄西林、吉他霉素、加贝酯、加替沙星、甲砜霉素、甲硝唑、甲氧苄啶、间羟胺、焦磷酸维生素 B_1、卡泊芬净、卡那霉素、卡那霉素 B、克林霉素、奎宁、拉氧头孢、利奈唑胺、链霉素、两性霉素 B、林可霉素、磷霉素、腺嘌呤、硫普罗宁、洛美沙星、氯霉素、氯唑西林、美罗培南、美洛西林、美洛西林舒巴坦、莫西沙星、奈替米星、萘夫西林、黏菌素、诺氟沙星、帕尼培南倍他米隆、帕珠沙星、哌拉西林、哌拉西林他唑巴坦、泮托拉唑、培氟沙星、喷他佐辛、平阳霉素、羟钴胺、青霉素、清开灵注射液、庆大霉素、去甲万古霉素、热毒宁、乳酸钠、参麦注射液、丝裂霉素、四环素、羧苄西林、替加环素、替卡西林克拉维酸钾、替考拉宁、替硝唑、头孢吡肟、头孢甲肟、头孢拉定、头孢硫脒、头孢美唑、头孢孟多、头孢米诺、头孢尼西、头孢哌酮、头孢哌酮舒巴坦、头孢哌酮他唑巴坦、头孢匹胺、头孢匹罗、头孢曲松、头孢曲松他唑巴坦、头孢曲松舒巴坦、头孢噻吩、头孢噻利、头孢噻肟、头孢噻肟舒巴坦、头孢他啶、头孢他啶他唑巴坦、头孢替唑、头孢西丁、头孢西酮、头孢唑林、头孢唑肟、妥布霉素、万古霉素、西索米星、硝酸硫胺、小诺米星、新霉素、叶酸、依诺沙星、依替米星、乙酰半胱氨酸、注射用血凝酶、转化糖电解质、紫霉素、左氧氟沙星

续表

药品名称	配制方法	溶液、稀释液的稳定性	配伍禁忌
头孢呋辛	本品粉针剂每 0.25g 至少用 2ml 无菌注射用水溶解，再用 5%葡萄糖注射液、0.9%氯化钠注射液或 0.45%氯化钠注射液稀释	溶解后可在常温(10～30℃)保存 5 小时，在 4℃以下保存 48 小时；稀释于 0.9%氯化钠注射液或 5%葡萄糖注射液中的滴注液在室温下 48 小时内保持稳定。头孢呋辛钠水溶液，视浓度和溶剂的不同，颜色可由浅黄色至琥珀色，储存过程中颜色会加深，但不影响药物活性	12 种复合维生素、B 族维生素、阿贝卡星、阿洛西林、阿米卡星、阿莫西林、阿莫西林氟氯西林、阿莫西林克拉维酸、阿莫西林舒巴坦、阿奇霉素、氨苄西林、氨苄西林氯唑西林、氨苄西林舒巴坦、氨茶碱、氨曲南、奥硝唑、苯巴比妥、苯海拉明、苯妥英钠、苯唑西林、比阿培南、苄星青霉素、表柔比星、丙硫硫胺、丙氯拉嗪、博安霉素、博来霉素、茶苯海明、达托霉素、大观霉素、地贝卡星、多柔比星、多西环素、多黏菌素、多黏菌素 B、厄他培南、法莫替丁、放线菌素 D、夫西地酸、呋布西林、呋喃硫胺、伏立康唑、氟康唑、氟罗沙星、氟氯西林、氟氯西林阿莫西林、氟氧头孢、复方氨林巴比妥、复方磺胺甲噁唑、复方水溶性维生素、复方腺嘌呤、核糖霉素、红霉素、琥珀胆碱、环丙沙星、磺胺二甲嘧啶、磺胺嘧啶、磺胺异噁唑、磺苄西林、吉他霉素、加替沙星、甲砜霉素、甲硝唑、甲氧苄啶、甲氧西林、间羟胺、金霉素、卡泊芬净、卡那霉素、卡那霉素 B、克林霉素、奎宁、拉氧头孢、雷尼替丁、利多卡因、利奈唑胺、链霉素、两性霉素 B 脂质体、林可霉素、磷霉素、硫喷妥钠、洛美沙星、氯苯那敏、氯化钙、氯马斯汀、氯霉素、氯唑西林、美罗培南、美洛西林、美洛西林舒巴坦、莫西沙星、奈替米星、萘夫西林、尼扎替丁、黏菌素、诺氟沙星、帕尼培南倍他米隆、帕珠沙星、哌甲酯、哌拉西林、哌拉西林舒巴坦、哌拉西林他唑巴坦、培氟沙星、平阳霉素、葡庚糖酸钙、普鲁卡因青霉素、羟钴胺、羟嗪、青霉素、氢化可的松、清开灵注射液、庆大霉素、庆大霉素甲氧苄啶、曲吡那敏、曲美苄胺、去甲肾上腺素、柔红霉素、赛克力嗪、参麦注射液、水解蛋白、司可巴比妥、丝裂霉素、四环素、羧苄西林、替加环素、替卡西林克拉维酸钾、替考拉宁、替硝唑、头孢吡肟、头孢地嗪、头孢甲肟、头孢克肟、头孢拉定、头孢硫脒、头孢美唑、头孢孟多酯钠、头孢米诺、头孢尼西、头孢哌酮、头孢哌酮舒巴坦、头孢匹胺、头孢匹罗、头孢曲松、头孢曲松舒巴坦、头孢曲松他唑巴坦、头孢噻吩、头孢噻利、头孢噻肟、头孢噻肟舒巴坦、头孢他啶他唑巴坦、头孢替唑、头孢西丁、头孢西酮、头孢唑林、头孢唑肟、土霉素、妥布霉素、万古霉素、维生素 C、戊巴比妥、西咪替丁、西索米星、腺苷钴胺、腺嘌呤、硝酸硫胺、小诺米星、新霉素、溴苯那敏、亚胺培南西司他丁、叶酸、依诺沙星、依替米星、乙酰半胱氨酸、异丙嗪、异帕米星、紫霉素、组织胺人免疫球蛋白、左氧氟沙星
头孢磺啶	静脉滴注：稀释于 0.9%氯化钠注射液中	在葡萄糖注射液中分解较快，不宜使用葡萄糖注射液溶解和稀释	B 族维生素、阿贝卡星、阿米卡星、奥硝唑、苯妥英钠、表柔比星、丙硫硫胺、大观霉素、地贝卡星、多柔比星、呋喃硫胺、复方腺嘌呤、核糖霉素、红霉素、间羟胺、卡那霉素、卡那霉素 B、链霉素、奈替米星、羟钴胺、清开灵注射液、庆大霉素、四环素、头孢西丁、妥布霉素、西索米星、腺苷钴胺、腺嘌呤、硝酸硫胺、小诺米星、新霉素、叶酸、依替米星、乙酰半胱氨酸、异帕米星、紫霉素

药品名称	配制方法	溶液、稀释液的稳定性	配伍禁忌
头孢甲肟	本品粉针剂以 0.9%氯化钠注射液或 5%葡萄糖注射液溶解稀释	药液配制后应尽快使用，若必须保存时也要在 12 小时内使用	B 族维生素、阿贝卡星、阿米卡星、氨溴索、奥硝唑、苯妥英钠、表柔比星、丙硫硫胺、大观霉素、地贝卡星、多柔比星、多种微量元素注射液(Ⅱ)、呋喃硫胺、复方腺嘌呤、核糖霉素、红霉素、间羟胺、卡那霉素、卡那霉素 B、链霉素、奈替米星、帕珠沙星、哌拉西林他唑巴坦、羟钴胺、清开灵注射液、庆大霉素、参麦注射液、四环素、头孢地嗪、头孢呋辛、头孢拉定、头孢西丁、妥布霉素、维生素 C、西索米星、腺苷蛋氨酸、腺苷钴胺、腺嘌呤、硝酸硫胺、小诺米星、新霉素、亚胺培南西司他丁、叶酸、依替米星、乙酰半胱氨酸、异帕米星、紫霉素
头孢克定	静脉滴注：以 5%或 10%葡萄糖注射液溶解稀释	尚无资料	多柔比星脂质体
头孢拉定	本品粉针剂每 0.5g 以适宜的稀释液 10ml 溶解后，再以 0.9%氯化钠注射液或 5%葡萄糖注射液稀释	静脉注射液在室温下保存 2 小时活性不变，在 5℃冷藏可保持 24 小时活性不变；静脉滴注液分别在室温和冷藏条件下保存 10 小时和 48 小时,可维持活性不变	B 族维生素、阿贝卡星、阿洛西林、阿米卡星、阿莫西林、阿莫西林氟氯西林、阿莫西林克拉维酸、阿莫西林舒巴坦、阿奇霉素、氨苄西林、氨苄西林氯唑西林、氨苄西林舒巴坦、氨氯西林、氨曲南、奥硝唑、苯妥英钠、苯唑西林、比阿培南、苄星青霉素、表柔比星、丙硫硫胺、博安霉素、博来霉素、长春西汀、达托霉素、大观霉素、丹参注射液、地贝卡星、多柔比星、多西环素、多黏菌素 B、多黏菌素 E 甲磺酸钠、莪术油、厄他培南、二丁酰环磷腺苷钙、放线菌素 D、酚磺乙胺、夫西地酸、呋布西林、呋喃硫胺、伏立康唑、氟康唑、氟罗沙星、氟氯西林、氟氯西林阿莫西林、氟氧头孢、复方磺胺甲噁唑、复方氯化钠、复方腺嘌呤、肝素钙、谷氨酸钙、核糖霉素、红霉素、环丙沙星、磺胺二甲嘧啶、磺胺嘧啶、磺苄西林、吉他霉素、加替沙星、甲砜霉素、甲硝唑、甲氧苄啶、间羟胺、卡泊芬净、卡那霉素、卡那霉素 B、克林霉素、奎宁、拉氧头孢、利奈唑胺、链霉素、两性霉素 B 脂质体、林格、林可霉素、磷霉素、洛美沙星、氯化钙、氯化钙溴化钠、氯化钾、氯霉素、氯唑西林、美罗培南、美洛西林、美洛西林舒巴坦、门冬氨酸钙、莫西沙星、木糖醇、钠钾镁钙葡萄糖、奈替米星、萘夫西林、黏菌素、诺氟沙星、帕尼培南倍他米隆、帕珠沙星、哌拉西林、哌拉西林他唑巴坦、培氟沙星、平阳霉素、葡萄糖酸钙、普鲁卡因青霉素、羟钴胺、青霉素、清开灵注射液、庆大霉素、庆大霉素甲氧苄啶、去甲万古霉素、柔红霉素、乳酸钙、乳酸林格、参麦注射液、丝裂霉素、四环素、羧苄西林、替加环素、替卡西林克拉维酸钾、替考拉宁、替硝唑、头孢吡肟、头孢地嗪、头孢呋辛、头孢甲肟、头孢克肟、头孢硫脒、头孢美唑、头孢孟多酯钠、头孢米诺、头孢尼西、头孢哌酮、头孢哌酮舒巴坦、头孢匹胺、头孢匹罗、头孢曲松、头孢曲松他唑巴坦、头孢噻吩、头孢噻利、头孢噻肟、头孢噻肟舒巴坦、头孢他啶、头孢替安、头孢替唑、头孢西丁、头孢西酮、头孢唑林、头孢唑肟、妥布霉素、万古霉素、西索米星、腺苷钴胺、腺嘌呤、硝酸硫胺、小诺米星、新霉素、溴化钙、溴己新、亚胺培南西司他丁、亚锡葡萄糖酸钙、亚叶酸钙、叶酸、依地酸钙钠、依诺沙星、依替米星、乙酰半胱氨酸、异帕米星、银杏叶注射液、紫霉素、左亚叶酸钙、左氧氟沙星

续表

药品名称	配制方法	溶液、稀释液的稳定性	配伍禁忌
头孢拉宗	1. 肌内注射：用 0.9%氯化钠注射液溶解 2. 静脉滴注：用 0.9%氯化钠注射液或 5%葡萄糖注射液稀释	与 0.9%氯化钠注射液、5%葡萄糖注射液在 25℃条件下配伍 8 小时内溶液澄清，色泽基本无变化，pH 和头孢拉宗含量均无明显变化	多柔比星脂质体
头孢硫脒	临用前以适量灭菌注射用水或 0.9%氯化钠注射液溶解，再以 250ml 0.9%氯化钠注射液或 5%葡萄糖注射液稀释。药液宜现用现配，配制后不宜久置	头孢硫脒与 0.9%氯化钠注射液、5%葡萄糖注射液和葡萄糖氯化钠注射液配伍稳定，与 10%葡萄糖注射液配伍后 6 小时内稳定，与 5%转化糖注射液可配伍使用，但输液应在 2 小时内完成。药液宜现配现用，配制后不宜久置	B 族维生素、阿贝卡星、阿米卡星、阿昔洛韦、奥硝唑、苯妥英钠、表柔比星、丙硫硫胺、大观霉素、地贝卡星、多柔比星、呋喃硫胺、核糖霉素、红霉素、间羟胺、卡络磺钠、卡那霉素、卡那霉素 B、链霉素、氯化钾、奈替米星、哌拉西林他唑巴坦、羟钴胺、清开灵注射液、庆大霉素、庆大霉素甲氧苄啶、参麦注射液、四环素、头孢地嗪、头孢呋辛、头孢拉定、头孢西丁、妥布霉素、西索米星、腺苷钴胺、腺嘌呤、硝酸硫胺、小诺米星、新霉素、亚胺培南西司他丁、叶酸、依替米星、乙酰半胱氨酸、异帕米星、紫霉素
头孢美唑	本品粉针剂 1g 溶于 10ml 注射用水、0.9%氯化钠注射液或葡萄糖注射液中	本品遇光会逐渐由无色变为微黄色至黄色，故配制后应尽快使用，室温保存不宜超过 24 小时	尚不明确
头孢孟多	每克本品粉针剂以 10ml 灭菌注射用水溶解，再以适当稀释液稀释。静脉滴注稀释液为 0.9%氯化钠注射液、5%葡萄糖注射液、10%葡萄糖注射液、5%葡萄糖加 0.9%氯化钠注射液、5%葡萄糖加 0.45%氯化钠注射液、5%葡萄糖加 0.2%氯化钠注射液、乳酸钠注射液(1/6mol/L)	配制好的药液常温(25℃)可维持稳定 24 小时，若冷藏(5℃)可达 96 小时 本品以无菌注射用水、5%葡萄糖注射液或 0.9%氯化钠注射液配制好后立即置于−20℃冷冻，可维持稳定达 6 个月。注射液解冻后不得再冷冻	B 族维生素、阿贝卡星、阿米卡星、奥硝唑、苯海拉明、苯妥英钠、表柔比星、丙硫硫胺、醋酸钙、大观霉素、低钙腹膜透析液(乳酸盐)、地贝卡星、多柔比星、二丁酰环磷腺苷钙、泛酸钙、复方氯化钠、复方腺嘌呤、肝素、谷氨酸钙、鲑降钙素、核糖霉素、红霉素、间羟胺、卡那霉素、卡那霉素 B、链霉素、林格、硫酸镁、氯化钙、氯化钙溴化钠、氯化镁、门冬氨酸钙、门冬氨酸钾镁、钠钾镁钙葡萄糖、奈替米星、尿激酶、哌拉西林他唑巴坦、葡庚糖酸钙、葡萄糖酸钙、葡萄糖酸镁、羟钴胺、清开灵注射液、庆大霉素、乳酸钙、乳酸林格、三磷酸腺苷二钠氯化镁、参麦注射液、四环素、碳酸氢钙、头孢地嗪、头孢呋辛、头孢拉定、头孢哌酮舒巴坦、头孢西丁、妥布霉素、西索米星、腺苷钴胺、腺嘌呤、硝酸硫胺、小诺米星、新霉素、溴化钙、亚胺培南西司他丁、亚锡葡萄糖酸钙、亚叶酸钙、叶酸、依地酸钙钠、依降钙素、依替米星、乙酰半胱氨酸、异甘草酸镁、异帕米星、紫霉素、左亚叶酸钙
头孢米诺	静脉滴注：每克药物溶于 5%～10%葡萄糖注射液或 0.9%氯化钠注射液 100～500ml 中，滴注 1～2 小时	临用时配制，药液应尽快使用。1g 药物溶解并稀释于 0.9%氯化钠注射液或 5%葡萄糖注射液 100ml，在 4℃、25℃与 37℃恒温条件下，8 小时内其性状、pH 及含量均无明显变化	阿贝卡星、阿米卡星、氨茶碱、奥硝唑、苯妥英钠、吡哆醛、表柔比星、丙硫硫胺、大观霉素、地贝卡星、多柔比星、复方腺嘌呤、复合维生素 B、核糖霉素、红霉素、间羟胺、卡那霉素、卡那霉素 B、链霉素、奈替米星、哌拉西林他唑巴坦、羟钴胺、清开灵注射液、庆大霉素、柔红霉素、参麦注射液、四环素、头孢地嗪、头孢呋辛、头孢拉定、头孢西丁、妥布霉素、维生素 B$_1$、维生素 B$_{12}$、维生素 B$_2$、维生素 B$_6$、西索米星、腺苷钴胺、腺嘌呤、硝酸硫胺、小诺米星、新霉素、亚胺培南西司他丁、叶酸、依替米星、胰岛素、乙酰半胱氨酸、异帕米星、抑肽酶、紫霉素

药品名称	配制方法	溶液、稀释液的稳定性	配伍禁忌
头孢尼西	将本品粉针剂溶于50ml以上0.9%氯化钠注射液、5%葡萄糖注射液、10%葡萄糖注射液、5%葡萄糖注射液加0.9%氯化钠注射液、乳酸钠林格注射液中	注射用头孢尼西钠与4种常用输液(5%葡萄糖注射液、10%葡萄糖注射液、葡萄糖氯化钠注射液、0.9%氯化钠注射液)配伍后在25℃下光照与避光放置6小时内稳定头孢尼西钠水溶液不稳定,配制后应立即使用,并在使用前检查其澄明度	B族维生素、阿贝卡星、阿米卡星、奥硝唑、苯妥英钠、表柔比星、丙硫硫胺、大观霉素、地贝卡星、多柔比星、复方腺嘌呤、核糖霉素、红霉素、间羟胺、卡那霉素、卡那霉素B、链霉素、奈替米星、哌拉西林他唑巴坦、羟钴胺、清开灵注射液、庆大霉素、庆大霉素甲氧苄啶、参麦注射液、四环素、头孢地嗪、头孢呋辛、头孢拉定、头孢西丁、妥布霉素、西索米星、腺苷钴胺、腺嘌呤、硝酸硫胺、小诺米星、新霉素、亚胺培南西司他丁、叶酸、依替米星、乙酰半胱氨酸、异帕米星、紫霉素
头孢哌酮	每1～2g药物以5%葡萄糖注射液、0.9%氯化钠注射液或其他注射液100～200ml溶解稀释至最终浓度5～25mg/ml,静脉滴注30～60分钟	用推荐输液配制的溶液可保存在玻璃、塑料注射器或软塑料注射液容器中,无须避光,药物浓度在2～50mg/ml的5%或10%葡萄糖溶液、葡萄糖氯化钠溶液,2～300mg/ml 0.9%氯化钠溶液,2mg/ml乳酸钠林格溶液或300mg/ml灭菌注射用水溶液,室温(15～25℃)下可稳定存放24小时,冰箱(2～8℃)中保存5天,超过规定时间而未使用的溶液应弃用	B族维生素、阿贝卡星、阿米卡星、阿昔洛韦、阿义马林、氨苄西林、氨茶碱、苯海拉明、奥硝唑、苯妥英钠、表柔比星、丙硫硫胺、丙氯拉嗪、大观霉素、地贝卡星、多柔比星、多西环素、莪术油、复方腺嘌呤、肝素、红霉素、甲氯芬酯、间羟胺、胶体金[198Au]、胶体磷[32P]酸铬、卡那霉素、卡那霉素B、链霉素、氯唑西林、门冬氨酸钾镁、奈替米星、尿激酶、哌拉西林他唑巴坦、喷他佐辛、普鲁卡因胺、羟钴胺、羟嗪、清开灵注射液、庆大霉素、庆大霉素甲氧苄啶、柔红霉素、乳酸钠、参麦注射液、四环素、碳酸氢钠、头孢地嗪、头孢呋辛、头孢拉定、头孢西丁、妥布霉素、西索米星、细胞色素C、小诺米星、新霉素、叶酸、依替米星、乙酰半胱氨酸、异帕米星、抑肽酶、紫霉素
头孢哌酮舒巴坦	1.静脉注射:以适量的5%葡萄糖注射液、0.9%氯化钠注射液溶解 2.静脉滴注:将上述溶解液以同一溶媒稀释至50～100ml。滴注时间为30～60分钟	配制的稀释液室温放置应不超过4小时。用5%葡萄糖注射液、0.9%氯化钠注射液或乳酸钠林格注射液配制的头孢哌酮钠舒巴坦钠浓度为20mg/ml的稀释液,在室温下放置6小时,其性状、pH、细菌内毒素含量、头孢哌酮钠与舒巴坦钠含量无明显变化,不溶性微粒符合《中华人民共和国药典》(简称《中国药典》)的规定。但用葡萄糖氯化钠注射液配制的稀释液pH降幅较大,头孢哌酮钠与舒巴坦钠含量下降超过10%	B族维生素、阿贝卡星、阿米卡星、阿莫西林、阿莫西林氟氯西林、阿莫西林克拉维酸钾、阿莫西林舒巴坦、阿义马林、氨苄西林、氨苄西林舒巴坦、氨茶碱、氨曲南、氨溴索、奥硝唑、苯海拉明、苯妥英钠、苯唑西林、苄星青霉素、表柔比星、丙硫硫胺、丙氯拉嗪、醋酸钙、大观霉素、地贝卡星、多柔比星、多西环素、泛酸钙、呋喃硫胺、复方腺嘌呤、肝素、谷氨酸钙、谷氨酸钠、核糖霉素、红霉素、甲氯芬酯、间羟胺、卡那霉素、卡那霉素B、链霉素、氯化钙、氯唑西林、美洛西林舒巴坦、美西林、门冬氨酸钾镁、奈替米星、哌拉西林、哌拉西林他唑巴坦、哌拉西林舒巴坦、喷他佐辛、葡庚糖酸钙、葡萄糖酸钙、普鲁卡因胺、羟钴胺、羟嗪、青霉素、清开灵注射液、庆大霉素、庆大霉素甲氧苄啶、乳酸钙、乳酸钠、参麦注射液、舒巴坦、舒他西林、四环素、羧苄西林、碳酸氢钠、替卡西林克拉维酸钾、头孢地嗪、头孢呋辛、头孢拉定、头孢孟多、头孢哌酮、头孢哌酮他唑巴坦、头孢曲松他唑巴坦、头孢噻吩、头孢噻肟、头孢他啶、头孢他啶他唑巴坦、头孢西丁、头孢唑林、妥布霉素、细胞色素C、腺苷钴胺、硝酸硫胺、小诺米星、新霉素、溴化钙、亚胺培南西司他丁、亚叶酸钙钠、叶酸、乙酰半胱氨酸、异帕米星、抑肽酶

续表

药品名称	配制方法	溶液、稀释液的稳定性	配伍禁忌
头孢哌酮他唑巴坦	静脉滴注：先用氯化钠注射液或灭菌注射用水适量（5～10ml）溶解，再加5%葡萄糖注射液或0.9%氯化钠注射液150～250ml稀释，滴注时间为30～60分钟	头孢哌酮他唑巴坦在含果糖氯化钠溶液中配伍后于室温放置6小时内性质基本稳定	氨甲环酸、氨溴索、奥硝唑、丙帕他莫、长春西汀、川芎嗪、法莫替丁、酚磺乙胺、夫西地酸、氟罗沙星、果糖二磷酸钠、环丙沙星、加贝酯、加替沙星、硫普罗宁、诺氟沙星、帕珠沙星、人血白蛋白、万古霉素、依诺沙星、依替米星、脂肪乳、左氧氟沙星，余参见头孢哌酮舒巴坦
头孢匹胺	本品粉针剂临用前可用葡萄糖注射液、电解质注射液、氨基酸注射液等溶解并稀释，不得使用注射用水溶解（因溶液不等渗）	在20℃下，头孢匹胺与4种输液（0.9%氯化钠注射液、5%葡萄糖注射液、复方氯化钠注射液、葡萄糖氯化钠注射液）在6小时内可以配伍使用配制的药液应立即使用，需要保存时，务必于24小时内使用	B族维生素、阿贝卡星、阿米卡星、氨溴索、胺碘酮、昂丹司琼、奥硝唑、苯妥英钠、表柔比星、丙硫硫胺、大观霉素、地贝卡星、多巴胺、多巴酚丁胺、多柔比星、二乙酰氨乙酸乙二胺、复方氨基酸、复方腺嘌呤、核糖霉素、红霉素、加贝酯、甲氧氯普胺、间羟胺、卡那霉素、卡那霉素B、利多卡因、链霉素、奈妥米星、帕珠沙星、哌拉西林他唑巴坦、泮托拉唑、培氟沙星、羟钴胺、清开灵注射液、庆大霉素、参麦注射液、四环素、头孢地嗪、头孢呋辛、头孢拉定、头孢西丁、妥布霉素、西索米星、腺嘌呤、硝酸硫胺、小诺米星、新霉素、亚胺培南西司他丁、叶酸、依替米星、乙酰半胱氨酸、异帕米星、紫霉素
头孢匹罗	将1g或2g本品溶于100ml静脉滴注液（如0.9%氯化钠注射液、林格液、标准电解质输注液、5%或10%葡萄糖注射液、5%果糖注射液、5%葡萄糖加0.9%氯化钠注射液）中，配制成等渗溶液，滴注时间为20～30分钟	头孢匹罗20mg/ml的5%葡萄糖注射液或0.9%氯化钠注射液，于21℃避光可保存8小时，于4℃避光可保存48小时	B族维生素、阿贝卡星、阿米卡星、奥硝唑、苯妥英钠、表柔比星、丙硫硫胺、大观霉素、地贝卡星、多柔比星、呋喃硫胺、复方腺嘌呤、复合维生素B、核糖霉素、红霉素、间羟胺、卡那霉素、卡那霉素B、链霉素、硫喷妥钠、奈妥米星、哌拉西林他唑巴坦、培氟沙星、羟钴胺、清开灵注射液、庆大霉素、四环素、头孢地嗪、头孢呋辛、头孢拉定、头孢西丁、妥布霉素、西索米星、腺嘌呤、硝酸硫胺、小诺米星、新霉素、亚胺培南西司他丁、叶酸、依替米星、乙酰半胱氨酸、异帕米星、紫霉素
头孢曲松	本品粉针剂2g溶于40ml下述溶液中：0.9%氯化钠注射液、0.45%氯化钠加2.5%葡萄糖注射液、5%葡萄糖注射液、10%葡萄糖注射液、5%葡萄糖加6%葡聚糖注射液、6%～10%羟乙基淀粉静脉注射液、灭菌注射用水	新鲜配制的头孢曲松钠溶液能在室温下保持其物理及化学稳定性6小时或在2～8℃环境下保持24小时稳定，但按一般原则，配制后的溶液应立刻使用 头孢曲松与0.9%氯化钠注射液配伍后，在室温下2天内及冷藏下10天内都能保持稳定	12种复合维生素、B族维生素、阿贝卡星、阿米卡星、阿昔洛韦、奥硝唑、倍他司汀、苯海拉明钙、苯妥英钠、表柔比星、丙硫硫胺、穿琥宁、醋酸钙、大观霉素、低钙腹膜透析液（乳酸盐）、地贝卡星、丁咯地尔、多巴胺、多巴酚丁胺、多柔比星、莪术油、二丁酰环磷腺苷钙、二氢麦角碱、法舒地尔、泛酸钙、酚苄明、氟康唑、复方氯化钠、复方水溶性维生素、复方腺嘌呤、肝素、葛根素、谷氨酸钙、桂哌齐特、果糖酸钙、核糖霉素、红霉素、己酮可可碱、间羟胺、聚明胶肽、卡那霉素、卡那霉素B、利奈唑胺、链霉素、两性霉素B、林格、氯丙嗪、氯化钙、氯化钙溴化钠、氯霉素、麻黄素、美芬丁胺、门冬氨酸钙、米力农、钠钾镁钙、奈妥米星、尼麦角林、哌拉西林他唑巴坦、葡庚糖酸钙、葡萄糖氯化钙、葡萄糖酸钙、前列地尔、前列地尔脂质体、羟钴胺、清开灵注射液、庆大霉素、庆大霉素甲氧苄啶、去甲肾上腺素、去氧肾上腺素、去乙酰毛花苷、乳酸钙、参麦注射液、肾上腺素、四环素、特利加压素、头孢地嗪、头孢呋辛、头孢拉定、头孢哌酮舒巴坦、头孢西丁、妥布霉素、万古霉素、维D₂果糖酸钙、维生素C、腺苷钴胺、西索米星、腺嘌呤、硝普钠、硝酸硫胺、小诺米星、新霉素、溴化钙、亚胺培南西司他丁、亚锡葡萄糖酸钙、亚叶酸钙、烟酸占替诺、叶酸、依地酸钙钠、依替米星、乙酰半胱氨酸、异丙嗪、异丙肾上腺素、异帕米星、罂粟碱、紫霉素、左亚叶酸钙

续表

药品名称	配制方法	溶液、稀释液的稳定性	配伍禁忌
头孢曲松他唑巴坦	用灭菌注射用水或 0.9%氯化钠注射液溶解本品后,加到 5%葡萄糖注射液、0.9%氯化钠注射液或 5%葡萄糖氯化钠注射液 250ml 中静脉滴注。滴注时间为 1 小时以上	用 0.9%氯化钠注射液或 5%葡萄糖注射液配制的 4mg/ml 稀释液,室温下 5 小时内,其性状、pH、杂质含量、头孢曲松和他唑巴坦含量均稳定	氨溴索、法莫替丁、葡萄糖酸钙、伊曲康唑、转化糖电解质注射液,余参见头孢曲松
头孢噻吩	每 4g 药物溶于 20ml 灭菌注射用水,然后再适量稀释后静脉滴注	在室温条件下,头孢噻吩钠与与 0.9%氯化钠注射液、5%葡萄糖注射液配伍后可稳定 6 小时	12 种复合维生素、阿贝卡星、阿洛西林、阿米卡星、阿莫西林、氨茶碱、氨溴索、奥硝唑、苯巴比妥钠、苯海拉明、苯妥英钠、表柔比星、丙硫硫胺、丙氯拉嗪、茶苯海明、大观霉素、地贝卡星、多柔比星、多黏菌素 B、多黏菌素 E 甲磺酸钠、法莫替丁、呋喃硫胺、呋塞米、复方氨林巴比妥、复方氯化钠、复方三维 B、复方水溶性维生素、肝素、果糖、核糖霉素、红霉素、琥珀胆碱、磺胺异噁唑、甲氧西林、间羟胺、金霉素、卡那霉素、卡那霉素 B、雷尼替丁、利多卡因、链霉素、林格注射液、林可霉素、硫喷妥钠、氯苯那敏、氯化钙、氯化钾、氯化钠、氯马斯汀、美洛西林、奈替米星、尼扎替丁、尿激酶、哌甲酯、哌拉西林他唑巴坦、葡萄糖酸钙、羟钴胺、羟嗪、青霉素、氢化可的松、氢化可的松琥珀酸钠、清开灵注射液、庆大霉素、庆大霉素甲氧苄啶、曲吡那敏、曲美苄胺、去甲肾上腺素、乳酸钠林格注射液、赛克力嗪、参麦注射液、水解蛋白、司可巴比妥、四环素、头孢地嗪、头孢呋辛、头孢拉定、头孢哌酮舒巴坦、头孢西丁、土霉素、妥布霉素、维生素 C、戊巴比妥钠、西咪替丁、西索米星、腺苷钴胺、硝酸硫胺、小诺米星、新霉素、溴苯那敏、亚胺培南西司他丁、叶酸、依替米星、乙酰半胱氨酸、异丙嗪、异帕米星、异戊巴比妥、紫霉素、组织胺人免疫球蛋白
头孢噻肟	1. 静脉注射:本品临用前加适量灭菌注射用水溶解,溶解液立即使用 2. 静脉滴注:将上述静脉注射液再用适当的溶剂(可用氯化钠注射液或葡萄糖注射液,不得用碳酸氢钠注射液)稀释至 100~500ml	本品临用前加适量灭菌注射用水溶解,溶解液立即使用。头孢噻肟钠溶液颜色从微黄色到淡黄色,受稀释液、浓度、保存时间等条件的影响,药液颜色改变预示药物活性降低,显深黄色或棕色则表示药液已变质,不能再使用。应避免高温与过多光照。配制好的浓度为 10~95mg/ml 的注射液在室温下 24 小时保持稳定,浓度 95mg/ml 以上的注射液在室温下 12 小时保持稳定,注射液冷藏至少 7 天内保持稳定。用 5%葡萄糖注射液或 0.9%氯化钠注射液稀释后,在塑料袋中的静脉滴注液,在室温下 24 小时保持稳定,冷藏 5 天内保持稳定	B 族维生素、阿贝卡星、阿米卡星、奥硝唑、苯妥英钠、表柔比星、丙硫硫胺、穿琥宁、大观霉素、地贝卡星、多柔比星、呋喃硫胺、氟康唑、复方磺胺甲噁唑、复方腺嘌呤、核糖霉素、红霉素、环丙沙星、磺胺二甲嘧啶、磺胺嘧啶、加替沙星、甲氧苄啶、间羟胺、卡那霉素、卡那霉素 B、奎宁、雷尼替丁、利巴韦林、链霉素、麦角新碱、奈替米星、诺氟沙星、哌拉西林他唑巴坦、培氟沙星、普鲁卡因、羟钴胺、清开灵注射液、庆大霉素、庆大霉素甲氧苄啶、柔红霉素、参麦注射液、四环素、碳酸氢钠、头孢地嗪、头孢呋辛、头孢拉定、头孢哌酮舒巴坦、头孢西丁、妥布霉素、西索米星、腺苷钴胺、腺嘌呤、硝酸硫胺、小诺米星、新霉素、叶酸、依帕米星、乙酰半胱氨酸、异帕米星、紫霉素

续表

药品名称	配制方法	溶液、稀释液的稳定性	配伍禁忌
头孢替安	本品粉针剂临用前以0.9%氯化钠注射液或葡萄糖注射液溶解，通常将本品1g溶解稀释至20ml	室温下，稀释液在6小时内含量降低9%，24小时内含量降低26%	阿贝卡星、阿米卡星、奥硝唑、苯妥英钠、表柔比星、丙硫硫胺、大观霉素、地贝卡星、多柔比星、呋喃硫胺、复方腺嘌呤、复合维生素B、核糖霉素、红霉素、间羟胺、卡那霉素、卡那霉素B、链霉素、奈替米星、尼卡地平、哌拉西林他唑巴坦、羟钴胺、清开灵注射液、参麦注射液、四环素、头孢地嗪、头孢呋辛、头孢拉定、头孢西丁、妥布霉素、维生素B$_1$、维生素B$_{12}$、维生素B$_2$、维生素B$_6$、西索米星、腺苷钴胺、腺嘌呤、硝酸硫胺、小诺米星、新霉素、亚胺培南西司他丁、叶酸钠、依替米星、乙酰半胱氨酸、异帕米星、抑肽酶、紫霉素
头孢替坦	本品粉针剂1g用10ml（或本品粉针剂2g用10～20ml）灭菌注射用水溶解，再加入50～100ml的5%葡萄糖注射液或0.9%氯化钠注射液稀释	溶解后的药液在室温(25℃)保存24小时、冷藏保存(5℃)96小时、冷冻保存(–20℃)至少1周，可保持满意的效价	多柔比星脂质体
头孢替唑	静脉滴注：将本品溶于0.9%氯化钠注射液或5%葡萄糖注射液中	在室温(25±1)℃条件下8小时内，注射用头孢替唑钠与5%葡萄糖注射液、0.9%氯化钠注射液的配伍液稳定 注射液溶解时如因温度原因出现混浊，可加温使其澄清后使用，溶解后最好立即使用，如需保存，为防止发生沉淀，应置于避光阴凉处，存放时间不应超过24小时	12种复合维生素、B族维生素、阿贝卡星、阿米卡星、氨茶碱、奥硝唑、苯海拉明、苯妥英、表柔比星、丙硫硫胺、茶苯海明、大观霉素、地贝卡星、多柔比星、法莫替丁、呋喃硫胺、复方三维B、复方水溶性维生素、复方腺嘌呤、核糖霉素、红霉素、间羟胺、金霉素、卡那霉素、卡那霉素B、雷尼替丁、链霉素、磷酸腺嘌呤、氯苯那敏、氯化钙、氯化钾、氯马斯汀、奈替米星、尼扎替丁、哌拉西林钠他唑巴坦钠、葡萄糖酸钙、羟钴胺、羟嗪、清开灵注射液、庆大霉素、曲吡那敏、曲美苄肼、赛克力嗪、参麦注射液、四环素、头孢地嗪、头孢呋辛、头孢拉定、头孢西丁、妥布霉素、维生素C、西咪替丁、西索米星、硝酸硫胺、小诺米星、新霉素、溴苯那敏、亚胺培南西司他丁、叶酸、依替米星、乙酰半胱氨酸、异丙嗪、异帕米星、紫霉素、组织胺人免疫球蛋白
头孢西丁	本品粉针剂1～2g溶于50ml或100ml 0.9%氯化钠注射液、5%或10%葡萄糖注射液中	配制的药液宜现配现用，不宜久置，储存期间颜色有变暗趋势，但不影响药效。40mg/ml头孢西丁钠的水溶液在37℃放置24小时后，药物降解3%～4%；1～20mg/ml头孢西丁钠的5%葡萄糖注射液和0.9%氯化钠注射液可以在25℃放置24小时，在5℃可存放7天	阿贝卡星、阿米卡星、奥硝唑、苯妥英钠、表柔比星、丙硫硫胺、大观霉素、地贝卡星、多柔比星、呋喃硫胺、复方腺嘌呤、复合维生素B、核糖霉素、红霉素、间羟胺、卡那霉素、卡那霉素B、链霉素、奈替米星、哌拉西林他唑巴坦、羟钴胺、清开灵注射液、庆大霉素、庆大霉素甲氧苄啶、参麦注射液、四环素、头孢吡肟、头孢地嗪、头孢呋辛、头孢磺啶、头孢甲肟、头孢克肟、头孢拉定、头孢硫脒、头孢美唑、头孢孟多、头孢米诺、头孢尼西、头孢哌酮、头孢哌酮舒巴坦、头孢匹胺、头孢匹林、头孢匹罗、头孢曲松、头孢曲松舒巴坦、头孢曲松他唑巴坦、头孢噻啶、头孢噻吩、头孢噻利、头孢噻肟、头孢噻肟舒巴坦、头孢他啶、头孢他啶他唑巴坦、头孢替安、头孢替唑、头孢西酮、头孢乙腈、头孢唑林、头孢唑南、头孢唑肟、妥布霉素、维生素B$_1$、维生素B$_{12}$、维生素B$_2$、维生素B$_6$、维生素C、西索米星、腺苷钴胺、腺嘌呤、硝酸硫胺、小诺米星、新霉素、亚胺培南西司他丁、叶酸、依替米星、乙酰半胱氨酸、异帕米星、紫霉素

药品名称	配制方法	溶液、稀释液的稳定性	配伍禁忌
头孢西酮	本品粉针剂用适量注射用水、0.9%氯化钠注射液或 5%葡萄糖注射液溶解并稀释	本品对光不稳定，配制的药液宜立即使用	多柔比星脂质体、万古霉素
头孢唑林	临用前，本品粉针剂先以5～10ml灭菌注射用水溶解，再以50～100ml 0.9%氯化钠注射液、0.45%氯化钠注射液、5%葡萄糖注射液、10%葡萄糖注射液或林格注射液稀释	头孢唑林在 5%葡萄糖和 5%葡萄糖氯化钠注射液、氯化钠注射液中不避光条件下，24小时内浓度下降均低于 3%	12 种复合维生素、阿贝卡星、阿米卡星、阿昔洛韦、氨茶碱、奥硝唑、苯巴比妥、苯海拉明、苯妥英钠、表柔比星、丙硫硫胺、丙氯拉嗪、茶苯海明、长春西汀、穿琥宁、大观霉素、地贝卡星、多柔比星、多黏菌素 B、多黏菌素 E 甲磺酸钠、法莫替丁、酚磺乙胺、粉尘螨制剂、呋喃硫胺、复方氨林巴比妥、复方三维 B、复方水溶性维生素、核糖霉素、红霉素、磺胺异噁唑、甲氧西林、间羟胺、金霉素、卡那霉素、卡那霉素 B、克林霉素、雷尼替丁、利多卡因、链霉素、林可霉素、硫喷妥钠、罗库溴铵、氯苯那敏、氯化钙、氯化钾、氯马斯汀、奈替米星、尼扎替丁、哌甲酯、哌拉西林他唑巴坦、葡庚糖酸钙、葡萄糖酸钙、羟钴胺、羟嗪、青霉素、氢化可的松、清开灵注射液、庆大霉素、曲吡那敏、曲美苄胺、去甲肾上腺素、柔红霉素、赛克力嗪、参麦注射液、水解蛋白、司可巴比妥、四环素、头孢地嗪、头孢呋辛、头孢拉定、头孢哌酮舒巴坦、头孢西丁、土霉素、妥布霉素、维生素 B_1、维生素 B_{12}、维生素 B_6、维生素 C、戊巴比妥、西咪替丁、西索米星、腺苷钴胺、硝酸硫胺、小诺米星、新霉素、溴苯那敏、溴己新、亚胺培南西司他丁、叶酸、依替米星、乙酰半胱氨酸、异丙嗪、异帕米星、异戊巴比妥、紫霉素、组织胺人免疫球蛋白
头孢唑南	将本品一次剂量加入100ml 注射液中，滴注时间为 0.5～2 小时	尚无资料	阿贝卡星、阿米卡星、苯妥英钠、表柔比星、丙硫硫胺、大观霉素、地贝卡星、多柔比星、呋喃硫胺、复方腺嘌呤、复合维生素 B、核糖霉素、红霉素、间羟胺、卡那霉素、卡那霉素 B、链霉素、奈替米星、尼卡地平、羟钴胺、庆大霉素、四环素、头孢西丁、妥布霉素、维生素 B_1、维生素 B_{12}、维生素 B_2、维生素 B_6、西索米星、腺苷钴胺、腺嘌呤、硝酸硫胺、小诺米星、新霉素、叶酸、依替米星、乙酰半胱氨酸、异帕米星、紫霉素
头孢唑肟	本品粉针剂临用前以注射用水、氯化钠注射液、5%葡萄糖注射液溶解后，再以10%葡萄糖注射液或氨基酸注射液稀释	储存期间配制的药液颜色变为黄色至琥珀色，药物的抗菌活性未改变。头孢唑肟钠溶解后在室温下放置不宜超过 7 小时，在冰箱中放置不宜超过 48 小时；用推荐的稀释液稀释的头孢唑肟钠溶液可以在 25℃稳定存放 24 小时	B 族维生素、阿贝卡星、阿米卡星、奥硝唑、苯妥英钠、表柔比星、丙硫硫胺、大观霉素、地贝卡星、多柔比星、非格司亭、呋喃硫胺、复方腺嘌呤、核糖霉素、红霉素、间羟胺、卡那霉素、卡那霉素 B、链霉素、两性霉素B、奈替米星、哌拉西林他唑巴坦、羟钴胺、清开灵注射液、庆大霉素、庆大霉素甲氧苄啶、参麦注射液、四环素、头孢地嗪、头孢呋辛、头孢拉定、头孢西丁、妥布霉素、西索米星、腺苷钴胺、腺嘌呤、硝酸硫胺、小诺米星、新霉素、亚胺培南西司他丁、叶酸、依替米星、乙酰半胱氨酸、异丙嗪、异帕米星、紫霉素

3. 碳青霉烯类 注射剂配制、稳定性及其配伍禁忌见表 1-3。

表 1-3 碳青霉烯类注射剂配制、稳定性及其配伍禁忌

药品名称	配制方法	溶液、稀释液的稳定性	配伍禁忌
比阿培南	静脉滴注：本品粉针剂临用前每 0.3g 溶于 0.9%氯化钠注射液或 5%葡萄糖注射液 100ml 中	将比阿培南 0.3g 稀释于 0.9%氯化钠注射液或 5%葡萄糖注射液 100ml 中，其在 25℃自然光照射下 10 小时内溶液性状、pH 无变化，含量下降＜5%	阿米卡星、阿昔洛韦、氨溴索、胺碘酮、昂丹司琼、长春西汀、地西泮、多索茶碱、多西环素、多种维生素、核糖霉素、环丙沙星、卡那霉素、咪达唑仑、奈替米星、帕珠沙星、哌拉西林他唑巴坦、葡萄糖酸钙、齐多夫定、庆大霉素、参麦注射液、头孢地嗪、头孢呋辛、头孢拉定、妥布霉素、万古霉素、西索米星、小诺米星、溴己新、亚胺培南西司他丁、乙酰半胱氨酸、异帕米星、抑肽酶
厄他培南	静脉滴注：每克本品粉针剂用注射用水、0.9%氯化钠注射液或注射用抑菌水 10ml 溶解，再用 0.9%氯化钠注射液稀释为终浓度≤20mg/ml 的药液	配制后应于 6 小时内滴完；亦可于冰箱(5℃)中保存 24 小时，并于移出冰箱后 4 小时内使用；配制的溶液不得冷冻	阿米卡星、低分子右旋糖酐氨基酸、核糖霉素、卡那霉素、奈替米星、哌拉西林他唑巴坦、葡萄糖、庆大霉素、参麦注射液、头孢地嗪、头孢呋辛、头孢拉定、妥布霉素、西索米星、小诺米星、亚胺培南西司他丁、亚锡右旋糖酐、乙酰半胱氨酸、异帕米星、右旋糖酐
美罗培南	1. 静脉注射：应使用无菌注射用水配制(每 5ml 含 250mg 本品)，浓度约 50mg/ml 2. 静脉滴注：可使用下列输液溶解，包括 0.9%氯化钠注射液、5%或者 10%葡萄糖注射液、5%葡萄糖注射液(碳酸氢钠浓度 0.02%)、0.9%氯化钠加 5%葡萄糖注射液、5%葡萄糖注射液(氯化钠浓度 0.225%)、5%葡萄糖注射液(氯化钾浓度 0.15%)、25%或 10%甘露醇注射液	以 0.9%氯化钠注射液配制成浓度为 1～20mg/ml 的溶液，药液可于不超过 25℃环境下保存 1 小时，或于不超过 5℃环境下保存 15 小时；以 5%葡萄糖注射液配制成浓度为 1～20mg/ml 的溶液，需立即使用	阿米卡星、阿昔洛韦、氨溴索、胺碘酮、昂丹司琼、长春西汀、地西泮、多索茶碱、多西环素、多种维生素、核糖霉素、环丙沙星、卡那霉素、咪达唑仑、奈替米星、帕珠沙星、哌拉西林他唑巴坦、葡萄糖酸钙、齐多夫定、庆大霉素、参麦注射液、头孢地嗪、头孢呋辛、头孢拉定、妥布霉素、万古霉素、西索米星、小诺米星、溴己新、亚胺培南西司他丁、乙酰半胱氨酸、异帕米星、抑肽酶
帕尼培南倍他米隆	静脉滴注：将 0.25g(按帕尼培南计)和 0.5g(按帕尼培南计)本品溶于 100ml 以上的 0.9%氯化钠注射液或 5%的葡萄糖注射液中	药物溶解后应立即使用，稀释液于室温可保存 6 小时	阿米卡星、核糖霉素、卡那霉素、奈替米星、哌拉西林钠他唑巴坦钠、庆大霉素、参麦注射液、头孢地嗪、头孢呋辛、头孢拉定、妥布霉素、西索米星、小诺米星、亚胺培南西司他丁、乙酰半胱氨酸、异帕米星
亚胺培南西司他丁	将 0.5g 本品(以亚胺培南计)溶于 100ml 稀释液(如 0.9%氯化钠注射液、5%葡萄糖注射液、10%葡萄糖注射液、葡萄糖氯化	注射用亚胺培南西司他丁钠与常用输液配伍不稳定，临床上应现配现用，且尽量少以葡萄糖为溶媒	阿贝卡星、阿洛西林、阿米卡星、阿莫西林、阿莫西林氟氯西林、阿莫西林克拉维酸钾、阿莫西林舒巴坦、阿奇霉素、阿昔洛韦、氨苄西林、氨苄西林氯唑西林钠、氨苄西林舒巴坦、氨曲南、氨溴索、奥美拉唑、奥硝唑、苯唑西林、比阿培南、苄星青霉素、博安霉

续表

药品名称	配制方法	溶液、稀释液的稳定性	配伍禁忌
亚胺培南西司他丁	钠注射液和10%甘露醇注射液)中,以碳酸氢钠作为缓冲剂,使溶液的pH为6.5~8.5,本品静脉滴注液的终浓度为5mg/ml	使用前配制,配制后不宜久置。用0.9%氯化钠注射液稀释的药液只能在室温下存放10小时,含葡萄糖的稀释药液只能存放4小时。放置过程中,药液逐渐转为深黄色,但药效不受影响。亚胺培南降解有温度依赖性,2℃时药物降解半衰期超过44小时,25℃时为6小时,37℃时仅为2小时	素、博来霉素、达托霉素、大观霉素、地贝卡星、多西环素、多黏菌素B、厄他培南、放线菌素D、夫西地酸、呋布西林、伏立康唑、氟康唑、氟罗沙星、氟氯西林、氟氯西林阿莫西林、氟氧头孢、复方氨基酸、复方磺胺甲噁唑、复方乳酸钠葡萄糖、复方乳酸钠山梨醇、腹膜透析液、甘露醇、核糖霉素、红花黄色素、红霉素、环丙沙星、磺胺二甲嘧啶、磺胺嘧啶、磺苄西林、吉他霉素、加替沙星、甲砜霉素、甲硝唑、甲氧苄啶、卡泊芬净、卡那霉素、卡那霉素B、克林霉素、奎宁、拉氧头孢、利奈唑胺、链霉素、两性霉素B、林可霉素、磷霉素、洛美沙星、氯霉素、氯唑西林、美罗培南、美洛西林、美洛西林舒巴坦、莫西沙星、奈替米星、萘夫西林、黏菌素、诺氟沙星、帕尼培南倍他米隆、帕珠沙星、哌拉西林、哌拉西林舒巴坦、哌拉西林他唑巴坦、泮托拉唑、培氟沙星、平阳霉素、青霉素、去甲万古霉素、庆大霉素、庆大霉素甲氧苄啶、乳酸钙、乳酸钠、参麦注射液、舒巴坦、丝裂霉素、四环素、羧苄西林、替加环素、替卡西林克拉维酸钾、替考拉宁、替硝唑、头孢吡肟、头孢地嗪、头孢呋辛、头孢甲肟、头孢克肟、头孢拉定、头孢硫脒、头孢美唑、头孢孟多、头孢米诺、头孢尼西、头孢哌酮舒巴坦、头孢哌酮他唑巴坦、头孢匹胺、头孢匹罗、头孢曲松、头孢曲松舒巴坦、头孢曲松他唑巴坦、头孢噻吩、头孢噻利、头孢噻肟舒巴坦、头孢他啶、头孢他啶他唑巴坦、头孢替安、头孢替唑、头孢西酮、头孢唑林、头孢唑肟、妥布霉素、万古霉素、西索米星、小诺米星、新霉素、乙酰半胱氨酸、抑肽酶、转化糖电解质、左氧氟沙星

4. 单环 β-内酰胺类　注射剂配制、稳定性及其配伍禁忌见表1-4。

表1-4　单环 β-内酰胺类注射剂配制、稳定性及其配伍禁忌

药品名称	配制方法	溶液、稀释液的稳定性	配伍禁忌
氨曲南	每克本品粉针剂先用至少3ml注射用水溶解,再用0.9%氯化钠注射液、5%或10%葡萄糖注射液或林格注射液稀释,终浓度不得超过2%	用灭菌注射用水或0.9%氯化钠注射液配制的溶液,室温下保存不应超过24小时,冷藏保存不超过72小时;用灭菌注射用水或0.9%氯化钠注射液配制,浓度超过20mg/ml的氨曲南溶液应在配制后立即使用;水溶液中,氨曲南 β-内酰胺环发生水解,pH>7时,独特的碱催化作用明显加强;pH为2~5时,侧链异构化占优势;pH为5~7时,药物降解率最低;pH为6时,药物最稳定	阿贝卡星、阿米卡星、大观霉素、地贝卡星、核糖霉素、甲硝唑、卡那霉素、卡那霉素B、链霉素、奈替米星、萘夫西林、哌拉西林他唑巴坦、庆大霉素、柔红霉素、柔红霉素脂质体、参麦注射液、头孢地嗪、头孢呋辛、头孢拉定、头孢哌酮舒巴坦、妥布霉素、西索米星、小诺米星、新霉素、亚胺培南西司他丁、依替米星、乙酰半胱氨酸、异帕米星、抑肽酶、紫霉素

5. 氨基糖苷类 注射剂配制、稳定性及其配伍禁忌见表 1-5。

表 1-5 氨基糖苷类注射剂配制、稳定性及其配伍禁忌

药品名称	配制方法	溶液、稀释液的稳定性	配伍禁忌
阿米卡星	本品粉针剂、小容量注射液每 500mg 加入氯化钠注射液、5%葡萄糖注射液或其他灭菌稀释液 100～200ml。用于婴儿时，剂量降低，根据本品剂量，减少稀释的液体量	用 0.9%氯化钠注射液、5%或10%葡萄糖注射液、葡萄糖氯化钠注射液、复方氯化钠注射液或乳酸钠林格注射液配制，硫酸阿米卡星浓度为0.25mg/ml 和 5mg/ml 时，室温下 24 小时内阿米卡星活性不变，溶液物理性状稳定	阿洛西林、阿莫西林、阿莫西林氟氯西林、阿莫西林克拉维酸、阿莫西林舒巴坦、氨苄西林、氨苄西林氯唑西林、氨苄西林钠舒巴坦钠、氨曲南、奥美拉唑、苯唑西林、苄星青霉素、丹参酮ⅡA 磺酸钠、丹参注射液、灯盏花素、多烯磷脂酰胆碱、厄他培南、夫西地酸、呋布西林、呋喃妥因、氟氯西林、氟氧头孢、甘草酸二铵、甘露醇、肝素、海他西林、核糖核酸Ⅱ、华法林、磺胺嘧啶、磺苄西林、甲氧西林、拉氧头孢、两性霉素 B、硫喷妥钠、氯唑西林、美罗培南、美洛西林、美洛西林舒巴坦、美西林、奈替米星、萘夫西林、尿激酶、帕尼培南倍他米隆、哌拉西林、哌拉西林舒巴坦、哌拉西林他唑巴坦、泮托拉唑、青霉素、清开灵注射液、参麦注射液、舒巴坦、舒他西林、双黄连、羧苄西林、痰热清、替卡西林、替卡西林克拉维酸钾、替考拉宁、替莫西林、头孢吡肟、头孢地嗪、头孢呋辛、头孢磺啶、头孢甲肟、头孢克肟、头孢拉定、头孢硫脒、头孢美唑、头孢孟多、头孢米诺、头孢尼西、头孢哌酮、头孢哌酮舒巴坦、头孢哌酮他唑巴坦、头孢匹胺、头孢匹林、头孢匹罗、头孢曲松、头孢曲松舒巴坦、头孢曲松他唑巴坦、头孢噻啶、头孢噻吩、头孢噻利、头孢噻肟、头孢噻肟舒巴坦、头孢他啶、头孢他啶他唑巴坦、头孢替安、头孢替唑、头孢西丁、头孢西酮、头孢乙腈、头孢唑林、头孢唑南、头孢唑肟、香丹注射液、小诺米星、亚胺培南西司他丁、乙酰半胱氨酸、罂粟碱、藻酸双酯钠
大观霉素	仅供肌内注射；临用前，每 2g（1 支）本品加入 0.9%苯甲醇注射液 3.2ml（1 支），振摇，使成混悬液	溶解后应在 24 小时内使用	阿洛西林、阿莫西林、阿莫西林氟氯西林、阿莫西林克拉维酸、阿莫西林舒巴坦、氨苄西林、氨苄西林氯唑西林、氨苄西林舒巴坦、氨曲南、苯唑西林、苄星青霉素、丹参酮ⅡA 磺酸钠、丹参注射液、灯盏花素、呋布西林、氟氯西林、海他西林、磺苄西林、甲氧西林、氯唑西林、美洛西林、美洛西林舒巴坦、美西林、萘夫西林、哌拉西林、哌拉西林舒巴坦、哌拉西林他唑巴坦、青霉素、清开灵注射液、参麦注射液、舒巴坦、舒他西林、双黄连注射液、羧苄西林、替卡西林、替卡西林克拉维酸钾、替考拉宁、替莫西林、头孢吡肟、头孢地嗪、头孢呋辛、头孢磺啶、头孢甲肟、头孢拉定、头孢硫脒、头孢美唑、头孢孟多、头孢米诺、头孢尼西、头孢哌酮、头孢哌酮舒巴坦、头孢匹胺、头孢匹林、头孢匹罗、头孢曲松、头孢曲松舒巴坦、头孢曲松他唑巴坦、头孢噻啶、头孢噻吩、头孢噻利、头孢噻肟、头孢噻肟舒巴坦、头孢他啶、头孢他啶他唑巴坦、头孢替安、头孢替唑、头孢西丁、头孢西酮、头孢乙腈、头孢唑林、头孢唑南、头孢唑肟、香丹注射液、小诺米星、亚胺培南西司他丁、乙酰半胱氨酸

药品名称	配制方法	溶液、稀释液的稳定性	配伍禁忌
卡那霉素	1. 肌内注射：本品注射液可直接肌内注射 2. 静脉滴注：0.5g 本品用 0.9%氯化钠注射液、5%葡萄糖注射液、葡萄糖氯化钠注射液至少 100ml 稀释	与溶媒配伍后，化学性质稳定，在室温下能稳定 24 小时	氨苄西林、肝素、甲氧苄啶、克林霉素、氯苯那敏、美洛西林、美索比妥、哌拉西林、青霉素、氢化可的松、羧苄西林、头孢匹林、头孢噻吩
链霉素	肌内注射：用注射用水溶解后注射	溶解后避光室温下 1 周内药效无损失	阿洛西林、阿莫西林、阿莫西林氟氯西林、阿莫西林克拉维酸钾、阿莫西林舒巴坦、氨苄西林、氨苄西林氯唑西林、氨苄西林舒巴坦、氨曲南、苯唑西林、苄星青霉素、丹参酮ⅡA 磺酸钠、丹参注射液、灯盏花素、呋布西林、氟氯西林、氟氯西林阿莫西林、海他西林、磺苄西林、甲氧西林、硫酸镁、氯唑西林、美洛西林、美洛西林舒巴坦、美西林、萘夫西林、哌拉西林、哌拉西林舒巴坦、青霉素、清开灵注射液、参麦注射液、舒巴坦、舒洛地特、舒他西林、双黄连注射液、羧苄西林、替卡西林、替卡西林克拉维酸钾、替考拉宁、替莫西林、头孢吡肟、头孢地嗪、头孢呋辛、头孢磺啶、头孢甲肟、头孢拉定、头孢硫脒、头孢美唑、头孢孟多、头孢米诺、头孢尼西、头孢哌酮、头孢哌酮舒巴坦、头孢匹胺、头孢匹林、头孢匹罗、头孢曲松、头孢曲松舒巴坦、头孢曲松他唑巴坦、头孢噻啶、头孢噻吩、头孢噻利、头孢噻肟、头孢噻肟舒巴坦、头孢他啶、头孢他啶他唑巴坦、头孢替唑、头孢西丁、头孢西酮、头孢乙腈、头孢唑林、头孢唑南、头孢唑肟、香丹注射液、小诺米星、亚胺培南西司他丁、乙酰半胱氨酸
奈替米星	本品粉针剂（先以 2ml 注射用水或 0.9%氯化钠注射液溶解）、小容量注射液以 5%葡萄糖注射液或0.9%氯化钠注射液50～200ml 稀释	与0.9%氯化钠注射液配伍后，化学性质稳定。室温下，24 小时内硫酸奈替米星没有损失	阿洛西林、阿莫西林、阿莫西林氟氯西林、阿莫西林克拉维酸、阿莫西林舒巴坦、氨苄西林、氨苄西林氯唑西林、氨苄西林钠舒巴坦钠、氨曲南、奥美拉唑、苯唑西林、苄星青霉素、丹参酮ⅡA 磺酸钠、丹参注射液、灯盏花素、多烯磷脂酰胆碱、厄他培南、夫西地酸、呋布西林、呋喃妥因、氟氯西林、氟氧头孢、甘草酸二铵、甘露醇、肝素、海他西林、核糖核酸Ⅱ、华法林、磺胺嘧啶、磺苄西林、甲氧西林、拉氧头孢、两性霉素 B、硫喷妥钠、氯唑西林、美罗培南、美洛西林、美洛西林舒巴坦、美西林、萘夫西林、尿激酶、帕尼培南倍他米隆、哌拉西林、哌拉西林舒巴坦、哌拉西林他唑巴坦、泮托拉唑、青霉素、清开灵注射液、参麦注射液、舒巴坦、舒他西林、双黄连、羧苄西林、痰热清、替卡西林、替卡西林克拉维酸钾、替考拉宁、替莫西林、头孢吡肟、头孢地嗪、头孢呋辛、头孢磺啶、头孢甲肟、头孢克肟、头孢拉定、头孢硫脒、头孢美唑、头孢孟多、头孢米诺、头孢尼西、头孢哌酮、头孢哌酮舒巴坦、头孢哌酮他唑巴坦、头孢匹胺、头孢匹林、头孢匹罗、头孢曲松、头孢曲松舒巴坦、头孢曲松他唑巴坦、头孢噻啶、头孢噻吩、头孢噻利、头孢噻肟、头孢噻肟舒巴坦、头孢他啶、头孢他啶他唑巴坦、头孢替安、头孢替唑、头孢西丁、头孢西酮、头孢乙腈、头孢唑林、头孢唑南、头孢唑肟、香丹注射液、小诺米星、亚胺培南西司他丁、乙酰半胱氨酸、罂粟碱、藻酸双酯钠

续表

药品名称	配制方法	溶液、稀释液的稳定性	配伍禁忌
庆大霉素	1. 肌内注射：本品注射液可直接肌内注射 2. 静脉滴注：本品粉针剂、小容量注射液一次剂量加入 0.9%氯化钠注射液或 5%葡萄糖注射液 50～200ml 中，使药液浓度不超过 1mg/ml（相当于 0.1%的溶液）	用 0.9%氯化钠注射液或 5%葡萄糖注射液配制的庆大霉素溶液，浓度为 0.12～1.2mg/ml 时，于 25℃放置 24 小时，溶液性状与含量稳定	阿洛西林、阿莫西林、阿莫西林氟氯西林、阿莫西林克拉维酸、阿莫西林舒巴坦、阿莫西林双氯西林、氨苄西林、氨苄西林丙磺舒、氨苄西林氯唑西林、氨苄西林舒巴坦、氨氯西林、氨曲南、苯唑西林、比阿培南、苄星青霉素、丹参酮ⅡA磺酸钠、丹参注射液、灯盏花素、厄他培南、夫西地酸、呋布西林、氟氯西林、氟氯西林阿莫西林、氟氧头孢、肝素、海他西林、磺苄西林、甲氧西林、克林霉素、拉氧头孢、林可霉素、氯唑西林、美罗培南、美洛西林、美洛西林舒巴坦、美西林、萘夫西林、尿激酶、帕尼培南倍他米隆、哌拉西林、哌拉西林舒巴坦、哌拉西林他唑巴坦、青霉素、清开灵注射液、参麦注射液、舒巴坦、舒他西林、双黄连注射液、双氯西林、羧苄西林、替卡西林、替卡西林克拉维酸钾、替考拉宁、替莫西林、头孢吡肟、头孢泊肟酯、头孢地尼、头孢地嗪、头孢呋辛、头孢磺啶、头孢甲肟、头孢卡品、头孢克洛、头孢克肟、头孢拉定、头孢硫脒、头孢美唑、头孢孟多酯钠、头孢米诺、头孢尼西、头孢哌酮、头孢哌酮舒巴坦、头孢匹胺、头孢匹林、头孢匹罗、头孢羟氨苄、头孢羟氨苄甲氧苄啶、头孢曲松、头孢曲松舒巴坦、头孢曲松他唑巴坦、头孢噻啶、头孢噻吩、头孢噻利、头孢噻肟、头孢噻肟舒巴坦、头孢他啶、头孢他啶他唑巴坦、头孢替安、头孢替唑、头孢西酮钠、头孢乙腈、头孢唑林、头孢唑南、头孢唑肟、香丹注射液、小诺米星、亚胺培南西司他丁、乙酰半胱氨酸
妥布霉素	本品注射剂以 5%葡萄糖注射液或 0.9%氯化钠注射液 50～200ml 稀释至浓度为 1mg/ml（0.1%）的溶液，在 30～60 分钟滴完（滴注时间不可少于 20 分钟）。小儿用药时剂量降低，根据本品剂量，减少稀释的液体量	用 5%或 10%葡萄糖注射液、0.9%氯化钠注射液、葡萄糖氯化钠注射液、复方氯化钠注射液或乳酸钠林格注射液配制，妥布霉素浓度为 0.2mg/ml 和 1mg/ml 的溶液于 25℃放置 24 小时，其物理性状稳定，化学性质未改变	阿洛西林、阿莫西林、阿莫西林氟氯西林、阿莫西林克拉维酸钾、阿莫西林钠舒巴坦钠、氨苄西林、氨苄西林氯唑西林、氨苄西林钠舒巴坦钠、氨氯西林、氨曲南、苯唑西林、比阿培南、苄星青霉素、穿琥宁、穿心莲、丹参酮ⅡA磺酸钠、丹参注射液、灯盏花素、地塞米松、厄他培南、呋布西林、氟氯西林、氟氧头孢、甘草酸二铵、肝素、海他西林、磺苄西林、甲泼尼龙、甲氧西林、拉氧头孢、氯唑西林、美罗培南、美洛西林、美洛西林舒巴坦、美西林、米卡芬净、萘夫西林、尿激酶、帕尼培南倍他米隆、哌拉西林、哌拉西林舒巴坦、哌拉西林他唑巴坦、青霉素、氢化可的松、清开灵注射液、参麦注射液、舒巴坦、舒他西林、双黄连、羧苄西林、碳酸氢钠、替卡西林、替卡西林钠克拉维酸钾、替考拉宁、替莫西林、头孢吡肟、头孢地嗪、头孢呋辛、头孢磺啶、头孢甲肟、头孢克肟、头孢拉定、头孢硫脒、头孢美唑、头孢孟多、头孢米诺、头孢哌酮、头孢哌酮舒巴坦、头孢匹胺、头孢匹林、头孢匹罗、头孢曲松、头孢曲松舒巴坦、头孢曲松他唑巴坦、头孢噻啶、头孢噻吩、头孢噻利、头孢噻肟、头孢噻肟舒巴坦、头孢他啶、头孢他啶他唑巴坦、头孢替安、头孢替唑、头孢西丁、头孢西酮、头孢乙腈、头孢唑林、头孢唑南、头孢唑肟、香丹注射液、小诺米星、亚胺培南西司他丁、乙酰半胱氨酸

药品名称	配制方法	溶液、稀释液的稳定性	配伍禁忌
西索米星	本品粉针剂(先以 2ml 注射用水或 0.9%氯化钠注射液溶解)、小容量注射液以 5%葡萄糖注射液或 0.9%氯化钠注射液 50～200ml 稀释	尚不明确	阿洛西林、阿莫西林、阿莫西林氟氯西林、阿莫西林克拉维酸、阿莫西林舒巴坦、阿莫西林双氯西林、氨苄西林、氨苄西林丙磺舒、氨苄西林氯唑西林、氨苄西林舒巴坦、氨氯西林、氨曲南、巴氨西林、苯唑西林、比阿培南、苄星青霉素、丹参酮ⅡA 磺酸钠、丹参注射液、灯盏花素、多西环素、厄他培南、呋布西林、呋喃妥因、呋塞米、氟氯西林、氟氧头孢、磺胺嘧啶、磺苄西林、甲氧西林、金霉素、拉氧头孢、两性霉素 B、氯唑西林、美罗培南、美洛西林、美洛西林舒巴坦、美西林、米诺环素、萘夫西林、帕尼培南倍他米隆、哌拉西林、哌拉西林舒巴坦、哌拉西林他唑巴坦、青霉素、清开灵注射液、参麦注射液、舒巴坦、舒他西林、双黄连成方、双氯西林、四环素、羧苄西林、痰热清、替加环素、替卡西林、替卡西林克拉维酸钾、替考拉宁、替莫西林、头孢吡肟、头孢地尼、头孢地嗪、头孢呋辛、头孢磺啶、头孢甲肟、头孢拉定、头孢硫脒、头孢美唑、头孢孟多、头孢米诺、头孢尼西、头孢哌酮、头孢哌酮舒巴坦、头孢哌酮他唑巴坦、头孢匹胺、头孢匹林、头孢匹罗、头孢曲松、头孢曲松舒巴坦、头孢曲松他唑巴坦、头孢噻啶、头孢噻吩、头孢噻利、头孢噻肟、头孢噻肟舒巴坦、头孢他啶、头孢他啶他唑巴坦、头孢替安、头孢替唑、头孢妥仑匹酯、头孢西丁、头孢西酮、头孢乙腈、头孢唑林、头孢唑南、头孢唑肟、土霉素、香丹注射液、小诺米星、亚胺培南西司他丁钠、乙酰半胱氨酸
依替米星	本品粉针剂或小容量注射液应以 0.9%氯化钠注射液、5%葡萄糖注射液 100ml 或 250ml 溶解或稀释后静脉滴注	尚不明确	阿洛西林、阿莫西林、阿莫西林氟氯西林、阿莫西林克拉维酸、阿莫西林氟氯西林、阿莫西林舒巴坦、氨苄西林、氨苄西林氯唑西林、氨苄西林舒巴坦、氨氯西林、氨曲南、苯唑西林、苄星青霉素、丹参酮ⅡA 磺酸钠、丹参注射液、灯盏花素、呋布西林、氟氯西林、海他西林、磺苄西林、甲氧西林、氯唑西林、美洛西林、美洛西林舒巴坦、美西林、萘夫西林、哌拉西林、哌拉西林舒巴坦、哌拉西林他唑巴坦、青霉素、清开灵注射液、参麦注射液、舒巴坦、舒他西林、双黄连、替卡西林、替卡西林克拉维酸钾、替考拉宁、替莫西林、头孢吡肟、头孢地嗪、头孢呋辛、头孢磺啶、头孢甲肟、头孢克肟、头孢拉定、头孢硫脒、头孢美唑、头孢孟多、头孢米诺、头孢尼西、头孢哌酮、头孢哌酮舒巴坦、头孢哌酮他唑巴坦、头孢匹胺、头孢匹林、头孢匹罗、头孢曲松、头孢曲松舒巴坦、头孢曲松他唑巴坦、头孢噻啶、头孢噻吩、头孢噻利、头孢噻肟、头孢噻肟舒巴坦、头孢他啶、头孢他啶他唑巴坦、头孢替安、头孢替唑、头孢西丁、头孢乙腈、头孢唑林、头孢唑南、头孢唑肟、香丹注射液、小诺米星、亚胺培南西司他丁、乙酰半胱氨酸

续表

药品名称	配制方法	溶液、稀释液的稳定性	配伍禁忌
异帕米星	本品注射液用0.9%氯化钠注射液、5%葡萄糖注射液、复方氯化钠注射液、复方氨基酸注射液、5%木糖醇注射液、复方乳酸钠注射液稀释后静脉滴注	尚不明确	12种复合维生素、阿洛西林、阿莫西林、阿莫西林氟氯西林、阿莫西林克拉维酸、阿莫西林舒巴坦、氨苄西林、氨苄西林氯唑西林、氨苄西林舒巴坦、氨氯西林、氨曲南、苯唑西林、比阿培南、苄星青霉素、参麦注射液、丹参酮ⅡA磺酸钠、丹参注射液、灯盏花素、地西泮、多烯磷脂酰胆碱、厄他培南、呋布西林、氟氯西林、氟氧头孢、复方水溶性维生素、果糖二磷酸钠、海他西林、磺胺嘧啶、磺苄西林、甲氧西林、拉氧头孢、两性霉素B、氯唑西林、美罗培南、美洛西林、美洛西林舒巴坦、美西林、萘夫西林、帕尼培南倍他米隆、哌拉西林、哌拉西林舒巴坦、哌拉西林他唑巴坦、青霉素、清开灵注射液、舒巴坦、舒他西林、双黄连成方、四环素、羧苄西林、痰热清、替卡西林、替卡西林钠克拉维酸钾、替考拉宁、替莫西林、头孢吡肟、头孢地嗪、头孢呋辛、头孢磺啶、头孢甲肟、头孢克肟、头孢拉定、头孢硫脒、头孢美唑、头孢孟多、头孢米诺、头孢尼西、头孢哌酮、头孢哌酮舒巴坦、头孢哌酮他唑巴坦钠、头孢匹胺、头孢匹林、头孢匹罗、头孢曲松、头孢曲松舒巴坦、头孢曲松他唑巴坦、头孢噻啶、头孢噻吩、头孢噻利、头孢噻肟、头孢噻肟舒巴坦、头孢他啶、头孢他啶他唑巴坦、头孢替安、头孢西丁、头孢西酮、头孢乙腈、头孢唑林、头孢唑南、头孢唑肟、维生素C、香丹注射液、小诺米星、亚胺培南西司他丁钠、乙酰半胱氨酸

6. 酰胺醇类 注射剂配制、稳定性及其配伍禁忌见表1-6。

表1-6 酰胺醇类注射剂配制、稳定性及其配伍禁忌

药品名称	配制方法	溶液、稀释液的稳定性	配伍禁忌
琥珀氯霉素	临用前加灭菌注射用水溶解。用0.9%氯化钠注射液或5%葡萄糖注射液稀释后静脉滴注或静脉注射	氯霉素注射液在弱酸性和中性溶液中较稳定,遇碱类易失效;注射用琥珀氯霉素用0.9%氯化钠注射液或5%葡萄糖注射液配制,浓度为0.5mg/ml、1mg/ml、2mg/ml、10mg/ml时,室温下24小时内其化学性质保持稳定	阿洛西林、阿莫西林、阿莫西林克拉维酸钾、阿莫西林舒巴坦、苯甲醇、黄芪注射液、肌苷、克林霉素、雷尼替丁、硫喷妥钠、美洛西林、哌拉西林他唑巴坦、培氟沙星、青霉素、去甲万古霉素、参麦注射液、舒洛地特、头孢地嗪、头孢呋辛、头孢拉定、头孢曲松、亚胺培南西司他丁、乙酰半胱氨酸
甲砜霉素	本品粉针剂1g用0.9%氯化钠注射液或5%葡萄糖注射液50～100ml溶解后静脉滴注	本品稀释后应在4小时内输注完毕,高温环境下应现配现用	奥美拉唑、头孢哌酮舒巴坦、头孢匹胺

7. 四环素类 注射剂配制、稳定性及其配伍禁忌见表1-7。

表 1-7　四环素类注射剂配制、稳定性及其配伍禁忌

药品名称	配制方法	溶液、稀释液的稳定性	配伍禁忌
多西环素	本品粉针剂 100mg 以灭菌注射用水、0.9%氯化钠注射液或 5%葡萄糖注射液 10ml 溶解为 10mg/ml 的溶解液，随后以 0.9%氯化钠注射液或 5%葡萄糖注射液 100～1000ml 稀释为 0.1～1mg/ml 的药液静脉滴注。不宜使用浓度低于 0.1mg/ml 或高于 1mg/ml 的溶液	用 0.9%氯化钠注射液、5%葡萄糖注射液、复方氯化钠注射液或乳酸钠林格注射液稀释的 0.1～1mg/ml 盐酸多西环素溶液可以在 25℃稳定存放 48 小时	阿洛西林、阿莫西林、阿莫西林克拉维酸、氨苄西林、氨苄西林舒巴坦、苯海拉明、醋酸钙、泛酸钙、夫西地酸、肝素、谷氨酸钙、谷胱甘肽、果糖酸钙、甲泼尼龙、卡络磺钠、氯化钙、氯化镁、美罗培南、美洛西林、门冬氨酸钙、门冬氨酸钾镁、哌拉西林他唑巴坦、葡庚糖酸钙、葡萄糖酸镁、青霉素、乳酸钙、三磷酸腺苷二钠氯化镁、山梨醇铁、参麦注射液、肾上腺色腙、头孢地嗪、头孢呋辛、头孢拉定、头孢哌酮、头孢哌酮舒巴坦、头孢哌酮他唑巴坦、西索米星、喜炎平、腺嘌呤、小诺米星、溴化钙、亚胺培南西司他丁、亚叶酸钙、炎琥宁、乙酰半胱氨酸、异甘草酸镁、右旋糖酐铁、蔗糖铁
替加环素	静脉滴注：本品粉针剂 50mg 以 0.9%氯化钠注射液、5%葡萄糖注射液或乳酸钠林格注射液 5.3ml 溶解，溶解后的溶液浓度为 10mg/ml，随后每 5ml 的溶解液再以 100ml 稀释液稀释，终浓度最高为 1mg/ml。配制的溶液颜色应呈黄色至橙色，否则应将此溶液丢弃	本品溶解后可在室温下贮藏 24 小时（包括本品在小瓶中贮藏 6 小时后在静脉输液袋中可贮藏 18 小时）。成品输液在 2～8℃条件下可冷藏 48 小时	氨苄西林、氨苄西林舒巴坦、氨茶碱、丹参多酚酸、还原型谷胱甘肽、甲泼尼龙、卡络柳钠、美洛西林、哌拉西林他唑巴坦、青霉素、参麦注射液、肾上腺色腙、头孢地嗪、头孢呋辛、头孢拉定、头孢匹胺、西索米星、小诺米星、亚胺培南西司他丁钠、乙酰半胱氨酸

8. 大环内酯类　注射剂配制、稳定性及其配伍禁忌见表 1-8。

表 1-8　大环内酯类注射剂配制、稳定性及其配伍禁忌

药品名称	配制方法	溶液、稀释液的稳定性	配伍禁忌
阿奇霉素	本品注射剂（包括粉针剂、注射液）以适量注射用水配制成浓度为 100mg/ml 的溶液，再加入 0.9%氯化钠注射液或 5%葡萄糖注射液 250ml 或 500ml 稀释，使终浓度为 1～2mg/ml	阿奇霉素 100mg/ml 的溶解液、1～2mg/ml 的稀释液室温下可保存 24 小时，冰箱中可保存 7 天	阿莫西林、氨溴索、奥美拉唑、川芎嗪、丹香冠心、夫西地酸、呋塞米、更昔洛韦、利福平、哌拉西林他唑巴坦、泮托拉唑、参麦注射液、双黄连注射液、痰热清、头孢地嗪、头孢呋辛、头孢拉定、头孢匹胺、亚胺培南西司他丁、乙酰半胱氨酸
红霉素	静脉滴注：用 0.9%氯化钠注射液 250ml 溶解后滴注，1 小时内滴完	本品在酸性强的溶液中很快失活，注射液的 pH 宜维持在 5.5 以上。其 50mg/ml 的溶解液可以在室温下稳定存放 24 小时；1～2mg/ml 的稀释液在 25℃放置 24 小时，红霉素活性保持不变	12 种复合维生素、阿洛西林、阿莫西林、阿莫西林克拉维酸钾、阿莫西林舒巴坦、氨苄西林、氨苄西林氯唑西林、氨苄西林舒巴坦、氨氯西林、川芎嗪、穿心莲、多西环素、夫西地酸、复方水溶性维生素、克林霉素、兰索拉唑、利奈唑胺、罗库溴铵、美洛西林、哌拉西林他唑巴坦、青霉素、参麦注射液、双黄连、头孢吡肟、头孢地嗪、头孢呋辛、头孢磺啶、头孢甲肟、头孢克肟、头孢拉定、头孢硫脒、头孢美唑、头孢孟多、头孢米诺、头孢尼西、头孢哌酮、头孢哌酮舒巴坦、头孢哌酮他唑巴坦、头孢匹胺、头孢匹林、头孢匹罗、头孢曲松、头孢曲松舒巴坦、头孢曲松他唑巴坦、头孢噻啶、头孢噻吩、头孢噻利、头孢噻肟、头孢噻肟钠舒巴坦、头孢他啶、头孢他啶他唑巴坦、头孢替安、头孢替唑、头孢西丁、头孢西酮、头孢乙腈、头孢唑林、头孢唑南、头孢唑肟、维生素 C、亚胺培南西司他丁钠、乙酰半胱氨酸、茵栀黄注射液

续表

药品名称	配制方法	溶液、稀释液的稳定性	配伍禁忌
吉他霉素	本品粉针剂先以少量氯化钠注射液或葡萄糖注射液溶解，再稀释至需要浓度	尚无资料	阿莫西林、夫西地酸、磷霉素、木糖醇、哌拉西林他唑巴坦、清开灵、参麦注射液、双黄连注射液、头孢地嗪、头孢呋辛、头孢拉定、亚胺培南西司他丁、炎琥宁、乙酰半胱氨酸

第二节　合成抗菌药物

合成抗菌药物注射剂配制、稳定性及其配伍禁忌见表 1-9。

表 1-9　合成抗菌药物注射剂配制、稳定性及其配伍禁忌

药品名称	配制方法	溶液、稀释液的稳定性	配伍禁忌
奥硝唑	本品小容量注射液、粉针剂用 5%葡萄糖注射液、10%葡萄糖注射液或 0.9%氯化钠注射液溶解稀释，终浓度为 2～5mg/ml	注射用奥硝唑 0.25g 用 5%葡萄糖注射液、0.9%氯化钠注射液或葡萄糖氯化钠注射液 50ml 配制，稀释液于 25℃、37℃放置 8 小时，其性状、pH、紫外吸收光谱及含量无变化	阿洛西林、阿莫西林、阿莫西林氟氯西林、阿莫西林舒巴坦、氨苄西林、氨苄西林氯唑西林、氨曲南、奥美拉唑、苯唑西林、苄星青霉素、灯盏花素、多烯磷脂酰胆碱、呋布西林、呋塞米、氟氯西林、磺苄西林、兰索拉唑、氯唑西林、美洛西林、萘夫西林、萘普生、哌拉西林、哌拉西林舒巴坦、泮托拉唑、羧苄西林、头孢吡肟、头孢地嗪、头孢呋辛、头孢磺啶、头孢甲肟、头孢拉定、头孢硫脒、头孢美唑、头孢孟多、头孢米诺、头孢尼西、头孢哌酮、头孢哌酮舒巴坦、头孢哌酮他唑巴坦、头孢匹胺、头孢匹林、头孢匹罗、头孢曲松、头孢曲松舒巴坦、头孢曲松他唑巴坦、头孢噻啶、头孢噻吩、头孢噻利、头孢噻肟、头孢噻肟舒巴坦、头孢他啶、头孢他啶他唑巴坦、头孢替安、头孢替唑、头孢西丁、头孢西酮、头孢乙腈、头孢唑林、头孢唑肟、细辛脑、溴己新、亚胺培南西司他丁、炎琥宁
氟罗沙星	本品小容量注射液应以 250～500ml 5%葡萄糖注射液稀释；本品粉针剂应以 250ml 5%葡萄糖注射液溶解	用 5%或 10%葡萄糖注射液配制的浓度为 2～4mg/ml 的氟罗沙星稀释液，在 25℃避光条件下放置 24 小时，溶液性状、pH、紫外吸收光谱、含量均无明显变化	苯海拉明钙、醋酸钙、丹参酮ⅡA 磺酸钠、灯盏细辛、二丁酰环磷腺苷钙、泛酸钙、夫西地酸、复方氯化钠、肝素钙、谷氨酸钙、果糖氯化钠、甲钴胺、胶体金[198Au]、胶体磷[32P]酸铬、林格、硫酸镁、氯化钙、氯化钾、氯化镁、氯化钠、氯化锶[89Sr]、氯化铊、门冬氨酸钙、门冬氨酸钾镁、钠钾镁钙葡萄糖、哌拉西林他唑巴坦、葡庚糖酸钙、葡萄糖氯化钾、葡萄糖氯化钠、葡萄糖酸钙、葡萄糖酸镁、清开灵注射液、去羟肌苷、去铁胺、乳酸钙、三磷酸腺苷二钠氯化镁、山梨醇铁、双黄连注射剂、碳酸氢钙、铁羧葡胺、头孢地嗪、头孢呋辛、头孢拉定、维 U 颠茄铝、香丹注射液、溴化钙、亚胺培南西司他丁、亚锡甲氧异腈、亚锡聚合白蛋白、亚锡喷替酸、亚锡葡萄糖酸钙、亚锡双半胱氨酸、亚锡亚甲基二膦酸、亚锡右旋糖酐、亚叶酸钙、依降钙素、异甘草酸镁、右旋糖酐、右旋糖酐铁、蔗糖铁、左亚叶酸钙

药品名称	配制方法	溶液、稀释液的稳定性	配伍禁忌
环丙沙星	1. 本品粉针剂临用前以 0.9%氯化钠注射液或 5%葡萄糖注射液 200ml 溶解 2. 大容量注射液可直接静脉滴注	本品可用 0.9%氯化钠注射液、5%或 10%葡萄糖注射液、葡萄糖氯化钠注射液、复方氯化钠注射液、乳酸钠林格注射液或 10%果糖注射液等配制。用 5%葡萄糖注射液或 0.9%氯化钠注射液稀释的 0.5～2mg/ml 环丙沙星注射液可以在 5℃或室温下存放 14 天	阿莫西林氟氯西林、阿义马林、氨苄西林、氨茶碱、氨溴索、丙氯拉嗪、穿琥宁、丹参酮ⅡA磺酸钠、丹参注射液、灯盏细辛、地塞米松、丁胺卡那、多西环素、多烯磷脂酰胆碱、夫西地酸、呋塞米、复方丹参、肝素、核糖核酸、红霉素、甲氯芬酯、卡那霉素、克林霉素、两性霉素 B、磷霉素、氯化镁、美罗培南、美洛西林、门冬氨酸钾镁、米卡芬净、萘夫西林、哌拉西林他唑巴坦、葡萄糖酸镁、普鲁卡因胺、羟嗪、青霉素、清开灵注射液、乳酸钠、三磷酸腺苷、双黄连、碳酸氢钠、头孢地嗪、头孢呋辛、头孢拉定、头孢哌酮、头孢噻肟、头孢唑林、细胞色素 C、腺嘌呤、亚胺培南西司他丁、异甘草酸镁、抑肽酶、藻酸双酯钠
磺胺嘧啶	本品注射液以 0.9%氯化钠注射液稀释至浓度≤1%	配制的药液应即时使用。本品遇光易变色，空气中的 CO_2 也可使之析出游离酸结晶	12 种复合维生素、阿洛西林、阿米卡星、阿莫西林、阿莫西林舒巴坦、苯扎氯铵、苯唑西林、复方盐酸利多卡因、还原型谷胱甘肽、环丙沙星、磺苄西林、利多卡因、洛美沙星、氯化铵、吗啡、吗啡阿托品、美洛西林、哌拉西林他唑巴坦、哌替啶、葡萄糖、青霉素、乳酸钠、水解蛋白、四环素、碳酸氢钠、头孢地嗪、头孢呋辛、头孢拉定、头孢噻肟、头孢替安、维生素 C、亚胺培南西司他丁、西索米星、小诺米星、异帕米星
加替沙星	1. 本品小容量注射液以 5%葡萄糖注射液或 0.9%氯化钠注射液稀释为 2mg/ml 2. 本品粉针剂以 5%葡萄糖注射液或 0.9%氯化钠注射液溶解并稀释为 2mg/ml	用 5%葡萄糖注射液、0.9%氯化钠注射液、葡萄糖氯化钠注射液或 5%碳酸氢钠注射液配制的加替沙星浓度为 2mg/ml 的稀释液可以在室温下存放 24 小时	丹参注射剂、丹参酮ⅡA磺酸钠、灯盏细辛、地塞米松、地西泮、多巴胺、多巴酚丁胺、夫西地酸、呋塞米、甘草酸二铵、肝素、利福霉素、哌克昔林、哌拉西林他唑巴坦、氢化可的松、清开灵注射液、双黄连、痰热清、碳酸氢钠、头孢吡胺、头孢地嗪、头孢呋辛、头孢拉定、头孢孟多、头孢哌酮、头孢哌酮舒巴坦、头孢匹胺、头孢曲松、头孢噻肟、头孢唑林、香丹注射液、亚胺培南西司他丁、炎琥宁、异甘草酸镁
甲硝唑	本品磷酸二钠粉针剂 0.915g 用 100ml 氯化钠注射液或 5%葡萄糖注射液溶解	与 0.9%氯化钠注射液或 5%葡萄糖注射液配伍后的稀释液和中和液应在 24 小时内使用；勿冷藏中和液	L-精氨酸、阿昔洛韦、氨苄西林、氨曲南、氟康唑、哌拉西林他唑巴坦、头孢吡肟、头孢地嗪、头孢呋辛、头孢拉定、亚胺培南西司他丁、盐酸头孢吡肟、鱼精蛋白
甲氧苄啶	本品可用 0.9%氯化钠注射液或 5%葡萄糖注射液 100ml 稀释后静脉滴注	本品 2ml 用 5%葡萄糖注射液 100ml 稀释，溶液在 23℃或 25℃放置 24 小时稳定	阿洛西林、阿莫西林、阿莫西林舒巴坦、穿琥宁、呋塞米、罗库溴铵、美洛西林、美洛西林舒巴坦、米卡芬净、哌拉西林他唑巴坦、青霉素、水解蛋白、痰热清、头孢地嗪、头孢呋辛、头孢拉定、头孢孟多、头孢噻肟、亚胺培南西司他丁
洛美沙星	1. 本品小容量注射液应以 250ml 5%葡萄糖注射液或 0.9%氯化钠注射液稀释 2. 本品粉针剂先以灭菌注射用水溶解（200mg 用 5ml，400mg 用 20ml），再以 250ml 5%葡萄糖注射液或 0.9%氯化钠注射液稀释	配制的药液遇光颜色逐渐变深，室温下避光可放置 24 小时	阿洛西林、阿米卡星、阿昔洛韦、氨茶碱、氨基苯酸、氨基己酸、氨溴索、丹参酮ⅡA磺酸钠、灯盏细辛、地西泮、夫西地酸、呋塞米、辅酶Q10、复方丹参注射液、肝素钠、磺胺嘧啶、氯化钾、氯化镁、氯唑西林、门冬氨酸钾镁、奈替米星、哌拉西林钠他唑巴坦、泮托拉唑钠、葡萄糖氯化钠、葡萄糖酸镁、氢化可的松、清开灵注射液、乳酸钠、三磷酸腺苷二钠、双黄连成方、痰热清注射液、碳酸氢钠、头孢地嗪、头孢呋辛、头孢拉定、头孢哌酮、头孢哌酮舒巴坦、头孢匹胺钠、香丹注射液、亚胺培南西司他丁、炎琥宁、异甘草酸镁、藻酸双酯钠、左氧氟沙星

续表

药品名称	配制方法	溶液、稀释液的稳定性	配伍禁忌
莫西沙星	本品小容量注射液 0.4g 以 5%葡萄糖注射液 250ml 稀释，稀释后的药液在室温条件下可保存 24 小时	用 0.9%氯化钠注射液、5%或 10%葡萄糖注射液配制的盐酸莫西沙星稀释液在室温条件下可保持稳定 24 小时以上	氨茶碱、丹参多酚酸盐、丹参酮ⅡA 磺酸钠、丹红、夫西地酸、呋塞米、氟氯西林、复方氨基酸、利福霉素、氯化钾、脉络宁、米卡芬净、帕瑞昔布、热毒宁、肾康、痰热清、替考拉宁、头孢地嗪、头孢呋辛、头孢拉定、头孢哌酮舒巴坦、头孢替安、头孢唑林、香丹注射液、亚胺培南西司他丁
帕珠沙星	本品一次剂量的粉针剂或小容量注射液以 0.9%氯化钠注射液或 5%葡萄糖注射液 100ml 溶解或稀释	1. 注射用甲磺酸帕珠沙星与果糖注射液、5%葡萄糖氯化钠注射液配伍 12 小时内稳定 2. 室温下甲磺酸帕珠沙星注射液与 4 种常用输液(0.9%氯化钠注射液、5%葡萄糖注射液、葡萄糖氯化钠注射液和复方氯化钠注射液)配伍，8 小时内是稳定的，可用于静脉滴注 3. 将甲磺酸帕珠沙星注射液 0.3g 稀释于 0.9%氯化钠注射液 100ml 中，溶液在 25℃ 8 小时内性状、pH 与含量无明显变化	阿米卡星、阿莫西林克拉维酸钾、阿糖胞苷、阿昔洛韦、氨苄西林氯唑西林、氨茶碱、奥美拉唑、丹参酮ⅡA 磺酸钠、灯盏细辛、多烯磷脂酰胆碱、夫西地酸、呋塞米、复方氨基酸、果糖二磷酸钠、红花黄色素、甲硝唑、克林霉素、膦甲酸钠、硫辛酸、美罗培南、米卡芬净、哌拉西林钠他唑巴坦钠、泮托拉唑、清开灵注射液、双黄连成方、痰热清、碳酸氢钠、头孢地嗪、头孢呋辛、头孢甲肟、头孢拉定、头孢哌酮、头孢哌酮舒巴坦、头孢哌酮他唑巴坦、头孢匹胺、头孢替安、头孢替唑、托拉塞米、维生素 B$_6$、维生素 C、香丹注射液、亚胺培南西司他丁、炎琥宁、异甘草酸镁
培氟沙星	本品小容量注射液或粉针剂用 5%葡萄糖注射液 250ml 稀释	室温下，注射用甲磺酸培氟沙星在 0.9%氯化钠注射中可以配伍使用，宜在 6 小时内用完 培氟沙星注射液与 5%葡萄糖注射液、葡萄糖氯化钠注射液、0.9%氯化钠注射液配伍后，在 12 小时内各混合液的外观、pH 及含量均无明显变化	阿莫西林氟氯西林、氨苄西林、氨苄西林氯唑西林钠、氨茶碱、氨基己酸、氨氯西林、胞二磷胆碱、穿琥宁、丹参酮ⅡA 磺酸钠、丹参注射液、灯盏花素、灯盏细辛成方、地西泮、丁苯酞、多巴胺、二氯醋酸二异丙胺、夫西地酸、呋塞米、复方丹参、复方氯化钠、复方氯解磷定、复方双氯芬酸钠、甘草酸二铵、甘油氯化钠、肝素、葛根素氯化钠、骨肽氯化钠、哌克昔林、果糖氯化钠、核糖核酸、红花黄色素氯化钠、磺胺嘧啶、肌苷、甲硝唑、聚肌胞、卡那霉素、苦参碱、苦参素、林格、磷霉素、硫酸镁、氯胺酮、氯丙嗪、氯化琥珀胆碱、氯化钙、氯化钙溴化钠、氯化钾、氯化镁、氯化钠、氯化锶[^{89}Sr]、氯化铊、氯解磷定、氯喹、氯膦酸、氯霉素、氯米帕明、氯诺昔康、氯普鲁卡因、氯普噻吨、氯化筒箭毒碱、氯硝西泮、美洛西林、门冬氨酸钾镁、米库氯铵、哌拉西林他唑巴坦、腺嘌呤、葡萄糖氯化钠、葡萄糖氯化钠钾、葡萄糖酸镁、羟乙基淀粉、清开灵注射液、三磷酸腺苷、双黄连、双氯芬酸、碳酸氢钠、头孢地嗪、头孢呋辛、头孢拉定、头孢孟多、头孢哌酮舒巴坦、头孢噻肟、香丹注射液、杏芍氯化钠、亚胺培南西司他丁、亚锡喷替酸、亚锡葡庚糖酸钠、亚锡双半胱氨酸、异丙嗪、异甘草酸镁、右旋糖酐、珠氯噻醇

续表

药品名称	配制方法	溶液、稀释液的稳定性	配伍禁忌
替硝唑	大容量注射液可直接静脉滴注	若因储存不当，产生结晶，则用 30℃ 水浴溶解后使用	哌拉西林他唑巴坦、头孢呋辛、头孢拉定、头孢地嗪、亚胺培南西司他丁
氧氟沙星	临用前 0.2g 本品用 5% 葡萄糖注射液或 0.9% 氯化钠注射液 100ml 溶解后缓慢静脉滴注，滴注时间不少于 30 分钟	用 5% 葡萄糖注射液、0.9% 氯化钠注射液、葡萄糖氯化钠注射液、复方氯化钠注射液配制，氧氟沙星浓度为 0.4mg/ml 或 4mg/ml 的稀释液在 24℃ 放置 3 天，溶液物理性状未改变。氧氟沙星几乎未降解	丹参、丹参酮ⅡA 磺酸钠、灯盏细辛成方、夫西地酸、氯化镁、门冬氨酸钾镁、哌拉西林钠他唑巴坦钠、葡萄糖酸镁、清开灵注射液、三磷酸腺苷、双黄连成方、痰热清、头孢地嗪、头孢呋辛、头孢拉定、头孢哌酮、头孢匹胺、头孢噻肟、腺嘌呤、香丹注射液、亚胺培南西司他丁钠、异甘草酸镁
依诺沙星	每 200mg 本品小容量注射液或粉针剂用 5% 葡萄糖注射液 100ml 稀释或溶解	配制后及时避光，静脉滴注	阿洛西林、苯唑西林、丹参、丹参川芎嗪、丹参酮ⅡA 磺酸钠、灯盏细辛成方、地塞米松、夫西地酸、呋塞米、氟氯西林、复方甘草酸单铵 S、复合磷酸氢钾、莲必治、硫酸软骨素、氯化钾、氯化镁、氯化钠、门冬氨酸钾镁、哌拉西林他唑巴坦、泮托拉唑、葡萄糖氯化钠、葡萄糖酸镁、青霉素、清开灵注射液、庆大霉素、三磷酸腺苷、双黄连、痰热清、头孢地嗪、头孢呋辛、头孢拉定、头孢米诺、头孢哌酮、头孢哌酮他唑巴坦、头孢匹胺、腺嘌呤、香丹注射液、亚胺培南西司他丁、异甘草酸镁、藻酸双酯钠
左奥硝唑	本品大容量注射液可直接静脉滴注	尚无资料	阿洛西林、奥美拉唑、呋布西林、萘夫西林、炎琥宁
左氧氟沙星	1. 本品粉针剂先用注射用水溶解，再用 0.9% 氯化钠注射液、5% 葡萄糖注射液稀释至 5mg/ml 2. 本品小容量注射液以 0.9% 氯化钠注射液或 5% 葡萄糖注射液稀释至 5mg/ml	稀释后，在 25℃ 及低于 25℃ 条件下可保存 72 小时，在 5℃ 条件下可保存 14 日，在 -20℃ 条件下可保存 6 个月。静脉滴注液冷冻后可置于 25℃ 或 8℃ 条件下融解，勿用微波或水浴加速其融解，融解后不能再次冻融	苯海拉明、醋酸钙、丹参、丹参川芎嗪、丹参多酚酸、丹参酮ⅡA 磺酸钠、丹参注射液、灯盏细辛、二丁酰环磷腺苷钙、泛酸钙、夫西地酸、呋布西林、复方丹参、复方氯化钠、肝素、谷氨酸钙、果糖酸钙、甲钴胺、胶体金[198Au]、胶体磷[32P]酸铬、苦碟子、利福霉素、林格、硫酸镁、氯化钙、氯化钙溴化钠、氯化镁、氯化锶[89Sr]、氯化铊、门冬氨酸钙、门冬氨酸钾镁、钠钾镁钙葡萄糖、帕瑞昔布、哌拉西林他唑巴坦、泮托拉唑、葡庚糖酸钙、葡萄糖酸镁、清开灵注射液、乳酸钙、三磷酸腺苷、山梨醇铁、双黄连成方、痰热清、碳酸氢钙、替考拉宁、铁羧葡胺、头孢地嗪、头孢呋辛、头孢拉定、头孢哌酮、头孢匹胺、腺嘌呤、香丹注射液、溴化钙、血凝酶、亚胺培南西司他丁、亚锡甲氧异腈、亚锡聚合白蛋白、亚锡喷替酸、亚锡葡萄糖酸钙、亚锡双半胱氨酸、亚锡亚甲基二膦酸、亚锡右旋糖酐 105、亚叶酸钙、依地酸钙钠、依降钙素、异甘草酸镁、右旋糖酐铁、藻酸双酯钠、蔗糖铁、左亚叶酸钙

第三节　糖　肽　类

糖肽类注射剂配制、稳定性及其配伍禁忌见表 1-10。

表 1-10　糖肽类注射剂配制、稳定性及其配伍禁忌

药品名称	配制方法	溶液、稀释液的稳定性	配伍禁忌
去甲万古霉素	本品粉针剂 400～800mg 临用前以适量注射用水溶解，再以 5%葡萄糖注射液或 0.9%氯化钠注射液至少 200ml 稀释	尚无资料	埃索美拉唑、氨茶碱、氨溴索、倍他米松、苯妥英钠、达肝素钠、丹参酮ⅡA 磺酸钠、多烯磷脂酰胆碱、伏立康唑、复方倍他米松、肝素、铬[51Cr]酸钠、琥珀酰明胶、华法林、磺胺异噁唑、甲钴胺、甲泼尼龙、甲氧西林、胶体金[198Au]、胶体磷[32P]酸铬、聚明胶肽、可的松、氯化铊、氯霉素、氯噻嗪、美罗培南、帕尼培南倍他米隆、哌拉西林他唑巴坦、葡萄糖酸锑钠、羟乙基淀粉、氢化可的松、去乙酰毛花苷、人纤维蛋白原、乳酸钠、参麦注射液、碳酸氢钠、头孢地嗪、头孢呋辛、头孢拉定、头孢哌酮舒巴坦、头孢曲松、头孢他啶、头孢西酮、腺苷蛋氨酸、腺苷钴胺、香丹注射液、亚胺培南西司他丁、亚锡二巯丁二钠、亚锡甲氧异腈、亚锡焦磷酸钠、亚锡聚合白蛋白、亚锡喷替酸、亚锡葡庚糖酸钠、亚锡葡萄糖酸钙、亚锡双半胱氨酸、亚锡双半胱乙酯、亚锡替曲膦、亚锡亚甲基二膦酸、亚锡依替菲宁、亚锡右旋糖、亚锡植酸钠、依诺肝素、乙酰半胱氨酸、罂粟碱
替考拉宁	本品粉针剂 200mg 临用前以 3ml 注射用水溶解后，可使用下述溶剂稀释：0.9%氯化钠注射液、复方氯化钠注射液、乳酸钠林格注射液、5%葡萄糖注射液、10%葡萄糖注射液、0.18%氯化钠加 4%葡萄糖注射液、0.45%氯化钠加 5%葡萄糖注射液、含 1.36%或 3.86%葡萄糖的腹膜透析液、0.9%氯化钠加 5%葡萄糖注射液	宜现配现用；若保存在 4℃条件下，不可超过 24 小时	阿米卡星、大观霉素、核糖霉素、环丙沙星、混合糖电解质、加贝酯、卡泊芬净、卡那霉素、链霉素、莫西沙星、奈替米星、哌拉西林他唑巴坦、前列地尔、庆大霉素、庆大霉素甲氧苄啶、参麦注射液、头孢地嗪、头孢呋辛、头孢拉定、妥布霉素、维生素 B6、西咪替丁、西索米星、小诺米星、亚胺培南西司他丁、依替米星、乙酰半胱氨酸、异帕米星、脂肪乳氨基酸葡萄糖、左氧氟沙星
万古霉素	本品粉针剂每 500mg 临用前以 10ml 无菌注射用水溶解，再以至少 100ml 稀释液稀释。可使用以下稀释液：5%葡萄糖注射液、0.9%氯化钠注射液、乳酸钠林格注射液、醋酸钠林格注射液。推荐成人给药浓度为 5mg/ml；对于需限制液体者，给药浓度不应超过 10mg/ml	配制后的溶液应尽早使用，若必须保存则可保存于室温、冰箱内，在 24 小时内使用。配制后的溶液 pH 低，能使与其混合的其他药物理化性质不稳定，故使用前应仔细观察溶液是否出现不溶性微粒或变色现象	氨茶碱、阿洛西林、阿莫西林、埃索美拉唑、氨茶碱、氨溴索、多烯磷脂酰胆碱、夫西地酸、伏立康唑、氟尿嘧啶、肝素、琥珀酰明胶、华法林钠、肌苷、甲泼尼龙、聚明胶肽、罗库溴铵、美罗培南、美洛西林、米卡芬净、尿激酶、帕尼培南倍他米隆、哌拉西林钠他唑巴坦、羟乙基淀粉、青霉素、去乙酰毛花苷、人纤维蛋白原、参麦注射液、碳酸氢钠、头孢吡肟、头孢地嗪、头孢呋辛、头孢拉定、头孢哌酮舒巴坦、头孢曲松、头孢他啶、头孢西酮、腺苷蛋氨酸、亚胺培南西司他丁、乙酰半胱氨酸

第四节　其他抗生素

其他抗生素注射剂配制、稳定性及其配伍禁忌见表 1-11。

表 1-11　其他抗生素注射剂配制、稳定性及其配伍禁忌

药品名称	配制方法	溶液、稀释液的稳定性	配伍禁忌
奥利万星	每400mg本品粉针剂以40ml无菌注射用水溶解。每120ml溶解液(浓度为10mg/ml)以5%葡萄糖注射液稀释至1000ml,终浓度为1.2mg/ml	储存时间(包括小瓶中的溶解液和输液袋中的稀释液)加上3小时的滴注时间不应超过6小时(室温)或12小时(2～8℃)	多柔比星脂质体
达托霉素	本品粉针剂500mg先以0.9%氯化钠注射液10ml溶解,随后以0.9%氯化钠注射液50ml稀释	稀释后的药液在室温下可保存12小时,在2～8℃条件下可保存48小时	葡萄糖、哌拉西林钠他唑巴坦钠、参麦注射液、头孢地嗪、头孢呋辛、头孢拉定、亚胺培南西司他丁、乙酰半胱氨酸
多黏菌素B	本品粉针剂以适量0.9%氯化钠注射液或葡萄糖注射液溶解和稀释	稀释液在2～8℃保存,未使用完的溶液应在72小时后丢弃	氨苄西林、氨苄西林舒巴坦、氨氯西林、复方氯化钠、肝素、磺苄西林、两性霉素B、林格、磷酸钠、硫酸镁、氯霉素、氯唑西林、尿激酶、哌拉西林他唑巴坦、泼尼松龙、参麦注射液、四环素、头孢地嗪、头孢呋辛、头孢拉定、头孢噻吩、头孢他啶、头孢唑林、亚胺培南西司他丁、乙酰半胱氨酸
夫西地酸	本品粉针剂500mg临用前先用缓冲液溶解,再用氯化钠注射液或5%葡萄糖注射液稀释至250～500ml	配制后的稀释液室温下可以存放24小时	12种复合维生素、阿洛西林、阿莫西林、阿奇霉素、氨苄西林、氨苄西林氯唑西林、氨苄西林舒巴坦、氨基酸、氨甲苯酸、氨氯西林、氨溴索、奥硝唑、苯海拉明、苯唑西林、苄星青霉素、丙氨酰谷氨酰胺、丙帕他莫、长春西汀、川芎嗪、醋酸钙、丹参、丹参川芎嗪、丁二磺酸腺苷蛋氨酸、多西环素、多种维生素、二丁酰环磷腺苷钙、二乙酰氨乙酸乙二胺、泛酸钙、酚磺乙胺、酚妥拉明、呋布西林、呋塞米、氟罗沙星、复方氨基酸、复方水溶性维生素、复合磷酸氢钾、甘露醇、肝素、谷氨酸钙、桂哌齐特、果糖酸钙、海他西林、红霉素、环丙沙星、磺苄西林、吉他霉素、加替沙星、甲氧氯普胺、甲氧西林、精氨酸、卡那霉素、赖氨匹林、赖氨酸、硫酸镁、洛美沙星、氯化钙、氯唑西林、美洛西林、门冬氨酸钙镁、门冬氨酸钾镁、咪达唑仑、免疫球蛋白、莫西沙星、钠钾镁钙葡萄糖、萘夫西林、诺氟沙星、帕珠沙星、哌拉西林、哌拉西林他唑巴坦、培氟沙星、葡庚糖酸钙、普鲁卡因青霉素、庆大霉素、热毒宁、人免疫球蛋白、乳酸钙、参麦注射液、舒巴坦、羧苄西林、碳酸氢钙、替卡西林、替莫西林、天门冬氨酸、头孢地嗪、头孢呋辛、头孢拉定、头孢噻啶、托烷司琼、万古霉素、维生素B_6、维生素C、维生素K_1、西咪替丁、小儿复方氨基酸、胸腺五肽、溴化钙、亚胺培南西司他丁、亚锡葡萄糖酸钙、亚叶酸钙、炎琥宁、氧氟沙星、依地酸钙钠、依诺沙星、乙酰半胱氨酸、转化糖电解质、左亚叶酸钙、左氧氟沙星

续表

药品名称	配制方法	溶液、稀释液的稳定性	配伍禁忌
克林霉素	本品粉针剂或小容量注射液用 100～200ml 0.9%氯化钠注射液或 5%葡萄糖注射液溶解或稀释至浓度≤6mg/ml	用 5%葡萄糖注射液、0.9%氯化钠注射液或乳酸钠林格注射液稀释的 6mg/ml 克林霉素溶液，室温下放置 24 小时，活性保持不变，物理、化学性质稳定	阿昔洛韦、氨苄西林、氨苄西林氯唑西林、氨苄西林钠舒巴坦、氨茶碱、氨氯西林、氨溴索、奥美拉唑、奥硝唑、巴比妥、苯巴比妥、苯妥英钠、穿琥宁、丹参酮ⅡA磺酸钠、地塞米松、夫西地酸、红霉素、环丙沙星、卡泊芬净、卡那霉素、硫酸镁、氯霉素、萘普生、帕珠沙星、哌拉西林他唑巴坦、泮托拉唑、葡萄糖酸钙、青霉素、清开灵注射液、参麦注射液、司可巴比妥、痰热清、头孢地嗪、头孢呋辛、头孢拉定、戊巴比妥、新生霉素、亚胺培南西司他丁、炎琥宁、乙酰半胱氨酸、异丙嗪、异戊巴比妥
利奈唑胺	本品大容量注射液可直接静脉滴注	尚不明确	苯妥英、地西泮、复方磺胺甲噁唑、甘露醇、兰索拉唑、两性霉素 B、氯丙嗪、哌拉西林他唑巴坦、喷他脒、葡萄糖、参麦注射液、头孢地嗪、头孢呋辛、头孢拉定、头孢曲松、亚胺培南西司他丁钠、依托红霉素、乙酰半胱氨酸
林可霉素	每 0.6g 小容量注射液或粉针剂以不少于 100ml 的溶液稀释	用 0.9%氯化钠注射液、5%或10%葡萄糖注射液、葡萄糖氯化钠注射液配制，稀释液在室温放置 24 小时，物理性状稳定，林可霉素活性不变	阿洛西林、阿米卡星、阿莫西林、氨苄西林、氨苄西林氯唑西林、氨苄西林舒巴坦、氨氯西林、卡那霉素、美洛西林、哌拉西林他唑巴坦、青霉素、清开灵注射液、参麦注射液、双黄连、痰热清、头孢地嗪、头孢呋辛酯、头孢噻吩、头孢他啶、头孢唑林、新生霉素、亚胺培南西司他丁、乙酰半胱氨酸
磷霉素	本品粉针剂先用适量灭菌注射用水溶解，再加至 250～500ml 的 5%葡萄糖注射液或氯化钠注射液中稀释	溶解后的溶液在 2～8℃下可以保存 48 小时；稀释后的溶液在 2～8℃下或 25℃下可以保存 48 小时	氨溴索、苯海拉明、醋酸钙、二丁酰环磷腺苷钙、泛酸钙、肝素、谷氨酸钙、硫酸镁、氯化钙、氯化镁、门冬氨酸钙、钠钾镁钙葡萄糖、尼卡地平、哌拉西林他唑巴坦、葡庚糖酸钙、葡萄糖酸锑钠、乳酸钙、三磷酸腺苷、参麦注射液、碳酸氢钙、头孢地嗪、头孢呋辛、头孢拉定、溴化钙、亚胺培南西司他丁钠、亚锡葡萄糖酸钙、亚叶酸钙、乙酰半胱氨酸、异甘草酸镁、蔗糖铁、左亚叶酸钙

第五节 抗结核药

抗结核药注射剂配制、稳定性及其配伍禁忌见表 1-12。

表 1-12 抗结核药注射剂配制、稳定性及其配伍禁忌

药品名称	配制方法	溶液、稀释液的稳定性	配伍禁忌
对氨基水杨酸	本品粉针剂临用前加适量灭菌注射用水使药物溶解，再用 5%葡萄糖注射液 500ml 稀释，于 2～3 小时滴完	静脉滴注的溶液需新鲜配制，应在避光下（用黑纸包在滴瓶外面）于 5 小时内滴完，变色后不可再用	肝水解肽、木糖醇、头孢匹胺

药品名称	配制方法	溶液、稀释液的稳定性	配伍禁忌
卷曲霉素	临用前用氯化钠注射液250ml 稀释后滴注，滴速为每分钟 60 滴	溶解后溶液在 2～8℃可保存24 小时	苄星青霉素、头孢哌酮舒巴坦、痰热清
利福霉素钠	本品粉针剂、小容量注射液每 0.5g 以 5%葡萄糖注射液 250ml 溶解稀释	与 0.9%氯化钠混合后 4 小时内，无外观及物理性质改变，可通过同一给药途径给药	阿米卡星、阿奇霉素、阿糖胞苷、氨溴索、苄星青霉素、长春新碱、地尔硫䓬、地高辛、丁卡因、对氨基水杨酸、多柔比星脂质体、多西环素、酚妥拉明、呋塞米、复方磺胺甲噁唑、汉防己甲素、红霉素、环丙沙星、磺胺异噁唑、加替沙星、甲硝唑、甲氧苄啶、间羟胺、两性霉素 B、硫普罗宁、美芬丁胺、门冬酰胺酶、莫西沙星、黏菌素、诺氟沙星、哌拉西林舒巴坦、培氟沙星、齐多夫定、去甲万古霉素、四环素、头孢匹胺、妥拉唑林、香丹注射剂、依地酸钙、依他尼酸、依替米星、左氧氟沙星
异烟肼	本品粉针剂、小容量注射液用氯化钠注射液或 5%葡萄糖注射液溶解或稀释	在低温下结晶，可在使用前加热至室温，以重新溶解	1,6 二磷酸果糖、12 种复合维生素、阿托品、氨茶碱、苯丙胺、苯妥英钠、苄星青霉素、长春新碱、垂体后叶素、促皮质素、地高辛、地西泮、丁卡因、多巴酚丁胺、多种微量元素、呋塞米、氟哌啶醇、复方氨基酸、复方水溶性维生素、谷氨酸钙、谷氨酸钾、果糖二磷酸钠、磺胺嘧啶、磺胺异噁唑、甲硫酸新斯的明、精氨酸、肼屈嗪、可待因、硫喷妥钠、氯胺酮、氯化筒箭毒碱、吗啡、美沙酮、哌替啶、普萘洛尔、七叶皂苷、去甲万古霉素、塞替派、舒他西林、丝裂霉素、四环素、替硝唑、头孢呋辛、头孢哌酮、头孢他啶、万古霉素、维拉帕米、维生素 C、维生素 K_1、硝普钠、新生霉素、新斯的明、烟酸、烟酰胺、洋地黄毒苷、依他尼酸、胰岛素、乙胺硫脲、乙酰丙嗪

第六节　抗真菌药物

抗真菌药物注射剂配制、稳定性及其配伍禁忌见表 1-13。

表 1-13　抗真菌药物注射剂配制、稳定性及其配伍禁忌

药品名称	配制方法	溶液、稀释液的稳定性	配伍禁忌
阿尼芬净	每 50mg、100mg 药物分别用 15ml 和 30ml 灭菌注射用水使溶解成 3.33mg/ml 初配浓溶液，然后分别用 5%葡萄糖注射液或 0.9%氯化钠注射液 50ml 和 100ml 稀释	溶解后的溶液在 25℃保存 24 小时；稀释溶液可在 25℃下保存 48 小时，或在冷冻下保存 72 小时	尚无报道

药品名称	配制方法	溶液、稀释液的稳定性	配伍禁忌
大蒜素	本品注射液每 60～120mg 以 5%、10% 的葡萄糖注射液或氯化钠注射液 500～1000ml 稀释	用 5% 或 10% 葡萄糖注射液或 0.9% 氯化钠注射液配制的大蒜素浓度为 0.12mg/ml 的稀释液，在 20～22℃放置 6 小时，其性状、pH 无明显变化，含量下降小于 10%，2 小时内不溶性微粒符合《中国药典》的规定。建议配制的稀释液在 2 小时内使用，且最好用 0.9% 氯化钠注射液配制	阿米卡星、奥硝唑、维生素 C
伏立康唑	每 50mg 药物先加入 5ml 专用溶剂或灭菌注射用水，摇动药瓶直至药物粉末溶解，溶解后浓度为 10mg/ml（如果瓶内真空无法将溶解液吸进粉针剂瓶，则弃去此瓶），溶解液进一步用 0.9% 氯化钠注射液、5% 葡萄糖注射液或葡萄糖氯化钠注射液稀释，使伏立康唑终浓度为 2～5mg/ml	溶解后溶液在 2～8℃下可保存 24 小时，稀释后须立即使用	氨基酸、奥硝唑、丙氨酰谷氨酰胺、低分子右旋糖酐、复方氨基酸、果糖、精氨酸、赖氨酸、哌拉西林他唑巴坦、水解蛋白、碳酸氢钠、头孢地嗪、头孢呋辛、头孢拉定、头孢米诺、万古霉素、小儿复方氨基酸、亚胺培南西司他丁、脂肪乳、转化糖
氟康唑	本品粉针剂或小容量注射液应先以 0.9% 氯化钠注射液或 5% 葡萄糖注射液稀释	氟康唑浓度为 1mg/ml 的 5% 葡萄糖注射液或乳酸钠林格注射液于 25℃下 24 小时内化学性质稳定	氨苄西林、复方磺胺甲噁唑、红霉素、甲硝唑、葡萄糖酸钙、头孢地嗪、头孢呋辛、头孢拉定、头孢曲松、头孢噻肟、亚胺培南西司他丁
卡泊芬净	静脉滴注：本品粉针剂可用 0.9% 氯化钠注射液、灭菌注射用水、含对羟基苯甲酸甲酯和对羟基苯甲酸丙酯的抑菌注射用水、含 0.9% 苯甲醇的抑菌注射用水 10.8ml 溶解，50mg 粉针剂溶解后浓度为 5mg/ml，70mg 粉针剂溶解后浓度为 7mg/ml。本品溶解液在不超过 25℃条件下最长可保存 1 小时。本品溶解液可用 0.9%、0.45% 或 0.225% 氯化钠注射液或乳酸钠林格注射液 250ml 稀释，或用更少容积的 0.9%、0.45% 或 0.225% 氯化钠注射液或乳酸钠林格注射液稀释，但稀释后的终浓度不得超过 0.5mg/ml	溶解后的溶液可在≤25℃的温度下保存 1 小时。若在不超过 25℃条件下保存本品稀释液，则必须在 24 小时内使用；若在 2～8℃条件下保存本品稀释液，则必须在 48 小时内使用	埃索美拉唑、奥美拉唑、丹参多酚酸、多烯磷脂酰胆碱、厄他培南、复方右旋糖酐 40、更昔洛韦、甲泼尼龙、克林霉素、兰索拉唑、萘夫西林、哌拉西林、哌拉西林他唑巴坦、泮托拉唑、葡萄糖、参麦注射液、替考拉宁、头孢地嗪、头孢呋辛、头孢拉定、头孢哌酮舒巴坦、亚胺培南西司他丁、亚锡右旋糖酐、乙酰半胱氨酸、异甘草酸镁、右旋糖酐

药品名称	配制方法	溶液、稀释液的稳定性	配伍禁忌
两性霉素 B	1. 传统的两性霉素 B：应以 5%葡萄糖注射液稀释成 100μg/ml 的溶液，每日用量在 2～4 小时输完；也可在 6 小时内缓慢输注，可减少急性毒性反应 2. 两性霉素 B 脂质体：以 5%葡萄糖注射液稀释成 200～2000μg/ml 的溶液，每日用量在 30～60 分钟输完 3. 硫酸胆固醇钠两性霉素 B 复合制剂：用 5%葡萄糖注射液稀释成 625μg/ml 的溶液，每日用量按 2mg/(kg·h)速度输注 4. 磷脂两性霉素 B 复合制剂：用 5%葡萄糖注射液稀释成 1mg/ml 的溶液，按 2.5mg/(kg·h)的速度输注 5. 两性霉素 B 去氧胆酸钠注射剂(粉)：先用注射用水溶解，再加入 5%葡萄糖注射液稀释成 0.1mg/ml 的溶液	稀释的药液暴露于光线中 8～24 小时，其效力不受影响，稀释后应在 6 小时内使用	阿米卡星、氨基糖苷类、苯海拉明、苯甲醇、多巴胺、多巴酚丁胺、多黏菌素、吩噻嗪类、氟康唑、复方磺胺甲噁唑、肝素、含氯化钠的注射剂、甲基多巴、间羟胺、克林霉素、雷尼替丁、利多卡因、氯化钙、葡萄糖酸钙、西咪替丁、氯化钾、美法仑、哌拉西林钠他唑巴坦、普鲁卡因、青霉素类、全肠外营养(TPN，包括维生素类)、参麦注射液、四环素、头孢地嗪、头孢呋辛、头孢拉定、维拉帕米、亚胺培南西司他丁、依地酸钙钠、乙酰半胱氨酸
米卡芬净	每 50mg 药物加入 0.9%氯化钠注射液或 5%葡萄糖注射液 5ml，轻轻转动玻璃瓶使溶解，不可用力振摇，溶解液稀释于相同输液 100ml 中，切勿用力摇晃输液袋，因本品容易起泡且泡沫不易消失。为保证静脉滴注液与血浆渗透压相等，不得使用灭菌注射用水溶解药物	在 5%葡萄糖注射液或 0.9%氯化钠注射液中溶解和稀释的溶液在室温下可保存 24 小时	阿贝卡星、阿昔洛韦、氨苄西林、地贝卡星、多巴酚丁胺、多柔比星、多沙普仑、更昔洛韦、环丙沙星、磺胺甲噁唑、加贝酯、甲氧苄啶、米诺环素、莫西沙星、萘莫司他、帕珠沙星、喷他佐辛、喷昔洛韦、羟钴胺、庆大霉素、人免疫球蛋白、四烯甲萘醌、妥布霉素、万古霉素、维生素 B_1、维生素 B_6、西咪替丁、硝酸硫胺、盐酸西咪替丁、乙酰唑胺、注射用水、左氧氟沙星
伊曲康唑	滴注前，本品小容量注射液每 250mg 用包装附带的 0.9%氯化钠注射液 50ml 稀释	混合后的溶液避免直接光照，不得冷冻。从微生物学的角度考虑，混合后的溶液应当立即使用，如果不能立即使用，一般在 2～8℃下保存不超过 24 小时	腹膜透析液、果糖、甲泼尼龙琥珀酸钠、林格、葡萄糖、葡萄糖氯化钠、两性霉素 B、他克莫司、头孢曲松

第七节　抗病毒药物

抗病毒药物注射剂配制、稳定性及其配伍禁忌见表1-14。

表1-14　抗病毒药物注射剂配制、稳定性及其配伍禁忌

药品名称	配制方法	溶液、稀释液的稳定性	配伍禁忌
阿糖腺苷	本品粉针剂每瓶用2ml无菌0.9%氯化钠注射液溶解	配制的药液不可冷藏，以免析出结晶。阿糖腺苷浓度为0.75mg/ml的0.9%氯化钠注射液或5%葡萄糖注射液，在25℃可放置24小时，溶液性状未改变，含量未降低	多种微量元素、二丁酰环磷腺苷钙、肝素、肌苷、氯化钙、氯化钙溴化钠、门冬氨酸钙、泮托拉唑、葡萄糖酸钙、溴化钙、溴己新、亚锡葡萄糖酸钙、亚叶酸钙、依地酸钙钠、左亚叶酸钙
阿昔洛韦	本品粉针剂、小容量注射液用0.9%氯化钠注射液或5%葡萄糖注射液稀释至至少100ml（使用粉针剂前，需先将500mg加入10ml注射用水中，使浓度为50g/L），使最后药液浓度不超过7g/L；若浓度太高可引起静脉炎	溶解后的溶液在室温下12小时内药物化学性质稳定。配制后的溶液应在12小时内使用，冰箱内放置会产生沉淀，置于室温下沉淀会自然溶解，对药物活性几乎没有影响	TPN、阿莫西林克拉维酸钾、氨磷汀、氨溴索、白蛋白、吡硫醇、长春西汀、川芎嗪、丹参多酚酸、灯盏花素、地尔硫䓬、多巴胺、多巴酚丁胺、多柔比星、酚磺乙胺、复方氨基酸、肝素、果糖二磷酸钠、红霉素、加替沙星、甲硝唑、甲氧氯普胺、聚明胶肽、克林霉素、赖氨酸、雷尼替丁、膦甲酸、硫酸镁、洛美沙星、氯霉素、吗啡、美罗培南、门冬氨酸鸟氨酸、咪达唑仑、米卡芬净、青霉素、双黄连、他克莫司、头孢哌酮、头孢哌酮他唑巴坦、头孢曲松、头孢噻利、头孢他啶、头孢唑林、亚胺培南西司他丁、抑菌注射用水、银杏达莫、银杏叶提取物、右旋糖酐、左氧氟沙星
干扰素α2a	本品粉针剂用2～3ml灭菌注射用水或0.9%氯化钠注射液溶解后皮下或肌内注射；注射液可直接皮下或肌内注射	溶解后应立即使用	表柔比星、奈达铂、柔红霉素、柔红霉素脂质体、参芪注射液
更昔洛韦	本品粉针剂、小容量注射剂（粉针剂需先用注射用水或氯化钠注射液溶解，使浓度达50mg/ml）以氯化钠注射液、5%葡萄糖注射液、复方氯化钠注射液或复方乳酸钠注射液100ml稀释。滴注浓度≤10mg/ml	溶解后的溶液在25℃下存放不超过12小时；稀释的溶液在2～8℃条件下存放不超过24小时	10%葡萄糖、TPN、阿奇霉素、氨溴索、昂丹司琼、长春西汀、丹参多酚酸盐、酚磺乙胺、氟达拉滨、氟罗沙星、谷胱甘肽、果糖二磷酸钠、卡泊芬净、膦甲酸、米卡芬净、痰热清、头孢米诺、喜炎平、溴己新、左氧氟沙星
利巴韦林	本品粉针剂和小容量注射液以0.9%氯化钠注射液或5%葡萄糖注射液稀释为终浓度为1mg/ml或5mg/ml的溶液	溶解后的溶液在室温下24小时内药物化学性质稳定	氨苄西林舒巴坦、多烯磷脂酰胆碱、三磷酸腺苷、头孢噻肟

药品名称	配制方法	溶液、稀释液的稳定性	配伍禁忌
膦甲酸钠	中心静脉滴注时,若注射液浓度为24mg/ml,则无须稀释,可直接使用。周围静脉滴注时,须用 0.9%氯化钠注射液或 5%葡萄糖注射液稀释至12mg/ml 后使用	用 5%葡萄糖注射液或 0.9%氯化钠注射液稀释后的溶液在室温下或冷藏保存 24 小时内药物化学性质稳定	环丙沙星、氯化钾、葡萄糖酸钙、亚叶酸钙
帕拉米韦	本品注射液用 0.9%氯化钠注射液、0.45%氯化钠注射液、5%葡萄糖注射液和乳酸钠林格注射液稀释至100ml,不可使用其他液体稀释;大容量注射液可直接静脉滴注	稀释后,立即给药或在2~8℃下保存最多24小时。未使用完的稀释溶液须于 24 小时后丢弃	尚不明确
帕利珠单抗	本品注射液可直接肌内注射	储存在 2~8℃,溶解后应在 6 小时内使用	尚不明确
喷昔洛韦	临用前取本品粉针剂250mg,用适量灭菌注射用水或 0.9%氯化钠注射液溶解,再用氯化钠注射液100ml 稀释	溶液配制后应立即使用,不能冷藏,因冷藏时会析出结晶,未用完的溶液应废弃;稀释药液时出现白色混浊或结晶不能使用	米卡芬净
齐多夫定	1. 注射用齐多夫定:每瓶 0.1g 用适量 5%葡萄糖注射液溶解,溶解液再用 5%葡萄糖注射液稀释至浓度不高于 4mg/ml 2. 齐多夫定注射液:一次用量药物用 5%葡萄糖注射液稀释至浓度不高于 4mg/ml	配制液如果在室温下储存,应在8 小时内使用;如在 2~8℃储存,应在 24 小时内使用	抗人 T 细胞兔免疫球蛋白、利福霉素、脑蛋白水解物、美罗培南、人凝血酶原复合物

第八节　其他抗感染药物

其他抗感染药物注射剂配制、稳定性及其配伍禁忌见表 1-15。

表 1-15　其他抗感染药物注射剂配制、稳定性及其配伍禁忌

药品名称	配制方法	溶液、稀释液的稳定性	配伍禁忌
蒿甲醚	本品注射液无须稀释,直接肌内注射	尚无资料	奈韦拉平、青霉胺、依法韦仑
喷他脒	本品注射液可直接静脉注射,也可加入 5%葡萄糖注射液中稀释后缓慢滴注	20℃下 24 小时药物几乎没有损失	利奈唑胺

药品名称	配制方法	溶液、稀释液的稳定性	配伍禁忌
葡萄糖酸锑钠	本品注射液可直接肌内注射或静脉注射，或临用前用注射用水稀释后静脉注射	临用时现配溶液；葡萄糖酸锑钠在水溶液中不稳定，应于配制后 1 小时内使用	葛根素、磷霉素、硫酸镁、去甲万古霉素、乙酰半胱氨酸
青蒿琥酯	临用前，加入所附的 5%碳酸氢钠注射液 0.6ml，振摇 2 分钟，待完全溶解后，加 5%葡萄糖注射液或葡萄糖氯化钠注射液 5.4ml 稀释，使每 1ml 溶液含青蒿琥酯 10mg，后缓慢静脉注射	溶解后应及时注射，如出现混浊则不可使用	尚不明确

第二章　神经系统用药

第一节　解热镇痛抗炎及抗风湿药

1. 非甾体抗炎药　注射剂配制、稳定性及其配伍禁忌见表 2-1。

表 2-1　非甾体抗炎药注射剂配制、稳定性及其配伍禁忌

药品名称	配制方法	溶液、稀释液的稳定性	配伍禁忌
氟比洛芬	氟比洛芬酯脂微球注射液可直接静脉注射	氟比洛芬酯脂微球注射液在 0.9%氯化钠注射液、5%葡萄糖注射液中配伍后,5 小时内于避光条件下可稳定共存	尼莫地平
赖氨匹林	肌内注射或静脉注射:以 4ml 注射用水或 0.9%氯化钠注射液溶解后注射	本品溶于 0.9%氯化钠注射液、5%葡萄糖注射液、葡萄糖氯化钠注射液中,在 25℃及 37℃放置 6 小时,药液无颜色变化及沉淀生成,pH 也无明显变化	奥美拉唑、巴曲酶、替加氟、异丙嗪
氯诺昔康	肌内注射或静脉注射:冻干粉用随药提供的注射用水溶解	本品在 0.9%氯化钠注射液中可稳定 8 小时以上	布比卡因、夫西地酸、培氟沙星、喷他佐辛
酮咯酸氨丁三醇	本品注射液直接静脉注射	与 5%葡萄糖注射液配伍,25℃下 7 天几乎没有损失,14 天损失 14%;5℃下 50 天损失不超过 2%;与 0.9%氯化钠注射液配伍,25℃下 35 天和 5℃下 50 天,没有损失	阿奇霉素、苯磺顺阿曲库铵、吗啡、纳布啡、哌替啶、喷他佐辛、羟嗪、异丙嗪

2. COX-2 抑制剂类　注射剂配制、稳定性及其配伍禁忌见表 2-2。

表 2-2　COX-2 抑制剂类注射剂配制、稳定性及其配伍禁忌

药品名称	配制方法	溶液、稀释液的稳定性	配伍禁忌
帕瑞昔布	本品粉针剂临用前以适量相容溶液(0.9%氯化钠注射液、5%葡萄糖注射液或 0.45%氯化钠加 5%葡萄糖注射液)溶解,20mg 用 1ml 溶液,40mg 用 2ml 溶液	帕瑞昔布与 0.9%氯化钠注射液在 25℃下 48 小时内无理化性状变化	阿法罗定、埃索美拉唑、氨甲苯酸、氨溴索、布托啡诺、长春西汀、丁丙诺啡、复方氨基酸、复方乳酸钠、环丙沙星、甲氧氯普胺、吗啡、莫西沙星、纳美芬、喷他佐辛、葡萄糖酸钙、乳酸林格、舒芬太尼、头孢他啶、头孢替安、维生素 B_6、烯丙吗啡、罂粟碱、右美沙芬、转化糖电解质、左氧氟沙星

3. 其他解热镇痛抗炎及抗风湿药　注射剂配制、稳定性及其配伍禁忌见表 2-3。

表 2-3　其他解热镇痛抗炎及抗风湿药注射剂配制、稳定性及其配伍禁忌

药品名称	配制方法	溶液、稀释液的稳定性	配伍禁忌
骨肽	本品粉针剂与小容量注射液以 0.9%氯化钠注射液200ml稀释后静脉滴注	尚无资料	氨茶碱、乳酸钠、碳酸氢钠
依那西普	本品粉针剂25mg以1ml注射用水溶解。溶解时不可剧烈振摇或搅拌，以避免泡沫过多	溶解后应立即使用，如不立即使用，在 2～8℃条件下最长可保存 6 小时	尚不明确

第二节　镇　痛　药

一、阿片类镇痛药

1. 阿片受体激动药　注射剂配制、稳定性及其配伍禁忌见表 2-4。

表 2-4　阿片受体激动药注射剂配制、稳定性及其配伍禁忌

药品名称	配制方法	溶液、稀释液的稳定性	配伍禁忌
阿芬太尼	本品注射液用 0.9%氯化钠注射液、5%葡萄糖注射液、葡萄糖氯化钠注射液、乳酸钠林格注射液稀释至 25～80μg/ml	与 5%葡萄糖注射液配伍，4℃下 16 周或20℃暴露于光线下 16 周，药物没有损失	肝素、两性霉素 B、硫喷妥钠
布桂嗪	本品注射液直接皮下或肌内注射	尚无资料	肝素
地佐辛	本品注射液直接肌内注射或静脉注射	尚无资料	阿洛西林、肝素、呋塞米
二氢埃托啡	本品注射液可直接肌内注射或静脉注射	尚无资料	肝素
芬太尼	1. 本品注射液直接静脉注射 2.硬膜外给药：本品 0.1mg 加 0.9%氯化钠注射液稀释至 8ml	正常室内光线 22℃下放置 48 小时，药物没有损失	阿奇霉素、氟尿嘧啶、肝素、硫喷妥钠、尿激酶、戊巴比妥
吗啡	本品注射液可直接皮下注射	4℃或 23℃下放置 7 天，药物几乎没有损失	阿奇霉素、阿替普酶、阿昔洛韦、氨茶碱、氨碘肽、氨溴索、胺碘酮、奥芬溴铵、巴比妥钠、苯巴比妥、苯妥英、碘[123I]化钠、碘[131I]美妥昔单抗、碘[131I]肿瘤细胞核人鼠嵌合单克隆抗体、碘解磷定、呋喃妥因、氟氯西林、氟尿嘧啶、氟哌啶醇、复方电解质、肝素、含碘造影剂、磺胺甲噁唑、磺胺嘧啶、磺胺嘧啶钠、磺溴酞钠、甲氧西林、两性霉素 B 胆固醇脂质体复合物、邻碘[131I]马尿酸钠、硫喷妥钠、硫酸镁、罗库溴铵、氯丙嗪、氯化钙溴化钠、门冬氨酸钾镁、米诺环素、钠钾镁钙葡萄糖、尿激酶、帕瑞昔布、哌库溴铵、哌替啶、普罗碘铵、氢氯噻嗪、乳酸钠、山梨醇铁、司可巴比妥、四环素、碳酸氢钠、酮咯酸氨丁三醇、头孢吡肟、维库溴铵、戊巴比妥、新生霉素、溴化钙、溴己新、溴米那、普鲁卡因、亚甲蓝、异丙嗪、异戊巴比妥、右旋糖酐铁、蔗糖铁

续表

药品名称	配制方法	溶液、稀释液的稳定性	配伍禁忌
哌替啶	本品注射液直接肌内注射	与 5%葡萄糖注射液配伍，在22℃放置 36 小时，药物没有损失；与 0.9%氯化钠注射液配伍，室温下 24 天，几乎没有损失	氨茶碱、氨碘肽、胺碘酮、巴比妥钠、苯巴比妥、苯妥英钠、别嘌醇、碘[123I]化钠、碘[131I]美妥昔单抗、碘[131I]肿瘤细胞核人鼠嵌合单克隆抗体、碘解磷定、多柔比星脂质体、呋塞米、氟氯西林、肝素、含碘造影剂、含舒巴坦的注射剂、磺胺甲噁唑、磺胺嘧啶、磺胺嘧啶钠、甲氧西林、两性霉素 B 胆固醇脂质体复合物、邻碘[131I]马尿酸钠、硫喷妥钠、吗啡、吗啡阿托品、美洛西林、米诺环素、尿激酶、普罗碘铵、舒巴坦、司可巴比妥、四环素、碳酸氢钠、酮咯酸氨丁三醇、头孢吡肟、头孢哌酮、戊巴比妥、亚胺培南西司他丁、伊达比星、异戊巴比妥
羟吗啡酮	本品注射液可直接皮下注射、肌内注射，静脉注射须用 5ml 注射用水稀释	尚无资料	肝素
氢吗啡酮	本品注射液应用注射用水或 0.9%氯化钠注射液稀释至 10mg/ml	4℃和 23℃下放置 42 天，药物没有损失	丙氯拉嗪、肝素、硫喷妥钠、米诺环素、四环素、碳酸氢钠
曲马多	本品注射液可直接肌内注射或用 5%、10%葡萄糖注射液稀释后滴注	与 5%葡萄糖注射液配伍，于4℃放置 14 天和室温或 40℃放置 7 天，药物没有损失；与 0.9%氯化钠注射液配伍，4℃下放置 14 天和室温下放置 7 天，药物几乎没有损失	保泰松、地西泮、氟硝西泮、肝素、双氯芬酸、硝酸甘油、吲哚美辛
瑞芬太尼	本品粉针剂用灭菌注射用水、0.9%氯化钠注射液、5%葡萄糖注射液、5%葡萄糖氯化钠注射液稀释成25μg/ml、50μg/ml 或250μg/ml 浓度的溶液。本品用上述注射液稀释后可以与乳酸钠林格注射液或5%葡萄糖乳酸钠林格注射液共行一个快速静脉输液通路	配制后应尽快使用，如需保存，则于室温下保存不超过 24 小时，未使用完的稀释液应丢弃	重组人凝血因子Ⅷ、抗人 T 淋巴细胞免疫球蛋白、抗人 T 细胞兔免疫球蛋白、抗人淋巴细胞免疫球蛋白、狂犬病人免疫球蛋白、凝血酶、破伤风人免疫球蛋白、人免疫球蛋白、人凝血酶原复合物、人凝血因子Ⅷ、人胎盘血白蛋白、人纤维蛋白原人血白蛋白、胎盘脂多糖、纤维蛋白原、小诺米星、乙型肝炎人免疫球蛋白、组织胺人免疫球蛋白
舒芬太尼	本品注射液直接静脉注射	与 0.9%氯化钠注射液配伍，4℃下 23 天和 21℃下 3 天，药物几乎没有损失；与 5%葡萄糖注射液配伍，32℃下放置 30天，药物损失 10%；4℃下放置 30 天，几乎没有损失	苯巴比妥、苯妥英、地西泮、肝素、劳拉西泮、硫喷妥钠、尿激酶、帕瑞昔布、碳酸氢钠

2. 阿片受体部分激动剂　注射剂配制、稳定性及其配伍禁忌见表 2-5。

表 2-5　阿片受体部分激动剂注射剂配制、稳定性及其配伍禁忌

药品名称	配制方法	溶液、稀释液的稳定性	配伍禁忌
布托啡诺	本品注射液直接肌内注射	尚无资料	肝素、尿激酶、帕瑞昔布
丁丙诺啡	本品注射液直接肌内注射	尚无资料	肝素、尿激酶、帕瑞昔布
纳布啡	本品注射液不经稀释直接静脉注射	尚无资料	地西泮、肝素、萘夫西林、硫乙拉嗪、酮咯酸氨丁三醇、戊巴比妥、异丙嗪
喷他佐辛	不经稀释直接静脉注射，或每 5mg 用 1ml 注射用水稀释后静脉注射	溶于 5%葡萄糖注射液、0.9%氯化钠注射液后 4 小时内，无外观及物理性质改变	氨茶碱、巴比妥酸盐、甘氨酸、肝素、格隆溴铵、硫喷妥钠、氯诺昔康、米卡芬净、萘夫西林、尿激酶、帕瑞昔布、碳酸氢钠、酮咯酸氨丁三醇、头孢地嗪、头孢哌酮钠、头孢哌酮他唑巴坦、头孢哌酮舒巴坦

二、其他镇痛药

其他镇痛药注射剂配制、稳定性及其配伍禁忌见表 2-6。

表 2-6　其他镇痛药注射剂配制、稳定性及其配伍禁忌

药品名称	配制方法	溶液、稀释液的稳定性	配伍禁忌
高乌甲素	静脉滴注：本品粉针剂、小容量注射液临用前用 5%葡萄糖注射液或 0.9%氯化钠注射液 500ml 溶解并稀释	氢溴酸高乌甲素注射液与 5%葡萄糖注射液、葡萄糖氯化钠注射液两种液体配伍，在 25℃下放置 24 小时，其外观、pH、氢溴酸高乌甲素含量及紫外图谱基本不变；与 10%葡萄糖注射液、0.9%氯化钠注射液两种液体配伍，在 25℃放置 8 小时，其外观、pH、氢溴酸高乌甲素含量及紫外图谱基本不变	尚不明确
罗通定	本品注射液直接肌内注射	与 5%葡萄糖注射液、0.9%氯化钠注射液混合后 4 小时内，无外观及物理性质改变	尚不明确
奈福泮	本品注射液不经稀释直接肌内注射或静脉注射	尚无资料	尚不明确
齐考诺肽	本品可不经稀释或用 0.9%氯化钠注射液稀释后给药	稀释后,可在 2～8℃下保存 24 小时	不能与其他药物混合后使用
四氢帕马汀	本品注射液直接肌内注射	尚无资料	青霉素

第三节　镇静、催眠及抗焦虑、抗惊厥药

1. 苯二氮䓬类　注射剂配制、稳定性及其配伍禁忌见表 2-7。

表 2-7　苯二氮䓬类注射剂配制、稳定性及其配伍禁忌

药品名称	配制方法	溶液、稀释液的稳定性	配伍禁忌
地西泮	用 0.9%氯化钠注射液或 5%葡萄糖注射液溶解用于静脉滴注时，每毫升本品注射液溶剂的量应＞60ml，否则会出现白色沉淀（本品在水中溶解度低，易析出沉淀）	本品在水中微溶，注射液中含有丙二醇、乙醇、苯甲酸钠，将其加入到 5%葡萄糖注射液或 0.9%氯化钠注射液等输液中后，因溶媒系统的改变会使本品析出，产生混浊，不推荐稀释后使用。所以临床在使用本品注射液时应肌内注射或缓慢静脉注射。因本品属于长效药，不应作连续静脉滴注。如果临床需要静脉滴注，本品注射液在加入溶媒时应缓慢，并边加边摇匀使之迅速分散，避免在输液中局部浓度过高而产生沉淀。1ml 本品注射液至少用30ml 的 0.9%氯化钠注射液或 5%葡萄糖注射液稀释。本品注射剂不可直接加入墨菲管中	阿扎司琼、丙泊酚、博来霉素、多巴酚丁胺、多柔比星、多沙普仑、呋塞米、氟尿嘧啶、复合 B 族维生素、肝素、格隆溴铵、雷尼替丁、利奈唑胺、罗库溴铵、氯化钾、美罗培南、纳布啡、牛痘疫苗接种家兔炎症皮肤提取物、青霉素、曲马多、山莨菪碱、舒芬太尼、替罗非班、小诺米星、依达拉奉、右美托咪定
氯硝西泮	本品不经稀释直接静脉注射	与 5%葡萄糖注射液配伍，10 小时内药物无损失；与 0.9%氯化钠注射液在聚氯乙烯（PVC）容器中配伍，室温下避光 7 小时、24 小时和 6 天的药物损失率分别为14%、17%～20%、31%～33%；与 0.9%氯化钠注射液在玻璃容器中配伍，10 小时内药物无损失	培氟沙星、依达拉奉
咪达唑仑	1. 肌内注射：用 0.9%氯化钠注射液稀释 2. 静脉给药：用 0.9%氯化钠注射液、5%或 10%葡萄糖注射液、5%果糖注射液、林格注射液稀释	用 5%葡萄糖注射液或 0.9%氯化钠注射液稀释至咪达唑仑的最终浓度为 0.5mg/ml，可稳定 24 小时，而用乳酸林格液稀释时可稳定 4 小时。用0.9%氯化钠注射液稀释至最终浓度为 1mg/ml 已被证明在 10天内稳定，在 5%葡萄糖注射液中稳定时间最长为 27 天	阿昔洛韦、氨茶碱、氨甲环酸、苯巴比妥钠、丙戊酸钠、地塞米松磷酸钠、夫西地酸、呋塞米、复方氨基酸、甘油磷酸钠、谷氨酸钠、果糖二磷酸钠、兰索拉唑、磷霉素钠、乳酸钠、碳酸氢钠、维四高丝

2. 巴比妥类　注射剂配制、稳定性及其配伍禁忌见表 2-8。

表 2-8　巴比妥类注射剂配制、稳定性及其配伍禁忌

药品名称	配制方法	溶液、稀释液的稳定性	配伍禁忌
苯巴比妥	肌内注射或缓慢静脉注射：注射剂临用前加 10ml 灭菌注射用水溶解，静脉注射时速度不超过 60mg/min	用 0.9%氯化钠注射液稀释至10mg/ml，在 2～8℃下可保存 4 周	氨苄西林氯唑西林、苯唑西林、丙氯拉嗪、丙嗪、磺苄西林、肼屈嗪、可待因、克林霉素、雷尼替丁、利多卡因、链霉素、两性霉素 B 胆固醇复合物、罗库溴铵、氯丙嗪、氯唑西林、麻黄碱、吗啡、美沙酮、萘夫西林、哌替啶、普鲁卡因、普鲁卡因肾上腺素、羟嗪、氢化可的松琥珀酸钠、氢吗啡酮、去甲肾上腺素、四环素、头孢呋辛、头孢噻吩、头孢他啶、头孢唑林、万古霉素、依达拉奉、依他佐辛、胰岛素、左啡诺

续表

药品名称	配制方法	溶液、稀释液的稳定性	配伍禁忌
异戊巴比妥	每 125mg 用 1.25ml 注射用水溶解后深部肌内注射或静脉注射	与 5%葡萄糖注射液、0.9%氯化钠注射液配伍可稳定 24 小时，配制的溶液应在 30 分钟内使用	苯妥英、吩噻嗪类、可待因、克林霉素、链霉素、罗库溴铵、吗啡、吗啡阿托品、美沙酮、哌替啶、泮库溴铵、喷他佐辛、普鲁卡因、普鲁卡因肾上腺素、羟嗪、青霉素、氢化可的松、去甲肾上腺素、四环素、头孢呋辛、头孢噻吩、头孢他啶、头孢唑林、万古霉素、西咪替丁、依他佐辛、胰岛素、左啡诺

3. 其他镇静、催眠及抗焦虑抗惊厥药　注射剂配制、稳定性及其配伍禁忌见表 2-9。

表 2-9　其他镇静、催眠及抗焦虑抗惊厥药注射剂配制、稳定性及其配伍禁忌

药品名称	配制方法	溶液、稀释液的稳定性	配伍禁忌
天麻素	1. 肌内注射：本品粉针剂以注射用水溶解 2. 静脉滴注：本品注射液以 5%葡萄糖注射液或 0.9%氯化钠注射液 250~500ml 稀释	天麻素注射液0.6g用 5%葡萄糖注射液或 0.9%氯化钠注射液250ml 配制的溶液，室温下 12 小时内，其性状、pH、吸收光谱、含量均无显著变化	长春西汀
右美托咪定	静脉滴注：本品注射液2ml 以 0.9%氯化钠注射液 48ml 稀释至终浓度为 4μg/ml	本品持续静脉滴注不可超过 24 小时	地西泮、两性霉素 B

第四节　抗 癫 痫 药

抗癫痫药注射剂配制、稳定性及其配伍禁忌见表 2-10。

表 2-10　抗癫痫药注射剂配制、稳定性及其配伍禁忌

药品名称	配制方法	溶液、稀释液的稳定性	配伍禁忌
苯妥英	本品以 0.9%的氯化钠注射液稀释至浓度不超过 5mg/ml 后静脉滴注	稀释液贮于 15~30℃，仅使用没有沉淀和混浊的澄清溶液，可使用微黄色溶液。如果将溶液冷藏，可能会产生沉淀，可在室温下溶解后使用	TPN、阿洛西林、阿米卡星、阿莫西林、氨茶碱、丙泊酚、茶碱、地尔硫䓬、多巴酚丁胺、肝素、环丙沙星、肌苷、可待因、克林霉素、利多卡因、利奈唑胺、链霉素、两性霉素 B 胆固醇复合物、林可霉素、氯化钾、吗啡、吗啡阿托品、美洛西林、美沙酮、脑蛋白水解物、尼卡地平、哌替啶、葡萄糖、普鲁卡因、青霉素、氢吗啡、氢吗啡酮、去甲肾上腺素、去甲万古霉素、舒芬太尼、司可巴比妥、羧苄西林、头孢吡肟、头孢地嗪、头孢呋辛、头孢磺啶、头孢甲肟、头孢拉定、头孢硫脒、头孢美唑、头孢孟多酯钠、头孢米诺、头孢尼西、头孢哌酮、头孢哌酮舒巴坦、头孢匹胺、头孢匹林、头孢匹罗、头孢曲松、头孢曲松舒巴坦、头孢噻啶、头孢噻吩、头孢噻利、头孢噻肟、头孢噻肟舒巴坦、头孢他啶、头孢他啶他唑巴坦、头孢替安、头孢替唑、头孢西丁、头孢西酮、头孢乙腈、头孢唑林、头孢唑南、头孢唑肟、维生素 B 与维生素 C 复合物、维生素 K₁、戊巴比妥、硝酸甘油、溴苄胺、依达拉奉、依那普利、左啡诺
丙戊酸钠	静脉滴注：本品注射剂可使用0.9%氯化钠注射液、5%葡萄糖注射液、乳酸钠林格注射液溶解稀释至≥50ml	溶解后在 15~30℃条件下可存放 24 小时	氨溴索、咪达唑仑、依达拉奉

药品名称	配制方法	溶液、稀释液的稳定性	配伍禁忌
拉科酰胺	静脉滴注：本品注射剂可使用 5%葡萄糖注射液、乳酸钠林格注射液、0.9%氯化钠注射液稀释	已配制的稀释液于室温下保存应不超过 4 小时	丙戊酸
磷苯妥英	静脉滴注：本品以 5%葡萄糖注射液或 0.9%氯化钠注射液稀释为 1.5～25mg/ml（以苯妥英钠计）的溶液	与 5%葡萄糖注射液或 0.9%氯化钠注射液配伍，于 25℃放置 30 天，药物几乎没有损失	依达拉奉

第五节　抗精神病药

抗精神病药注射剂配制、稳定性及其配伍禁忌见表 2-11。

表 2-11　抗精神病药注射剂配制、稳定性及其配伍禁忌

药品名称	配制方法	溶液、稀释液的稳定性	配伍禁忌
丙氯拉嗪	1. 静脉注射：用 0.9%氯化钠注射液稀释至 1mg/ml 2. 静脉滴注：用 0.9%氯化钠注射液、5%葡萄糖注射液、葡萄糖氯化钠注射液、林格注射液 50～100ml 稀释后静脉滴注	尚不明确	阿地白介素、阿洛西林、阿莫西林、氨苄西林、氨茶碱、氨磷汀、氨曲南、苯巴比妥、别嘌醇、茶苯海明、非格司亭、呋塞米、氟达拉滨、两性霉素 B、两性霉素 B 胆固醇复合物、膦甲酸、硫喷妥钠、氯霉素、氯噻嗪、吗啡、美洛西林、美索比妥、咪达唑仑、哌拉西林他唑巴坦、葡萄糖酸钙、青霉素、氢化可的松、氢吗啡酮、碳酸氢钠、酮咯酸、头孢吡肟、头孢呋辛、头孢哌酮、头孢哌酮舒巴坦、头孢哌酮他唑巴坦、头孢噻吩、头孢他啶、头孢唑林、戊巴比妥、依托泊苷
奋乃静	静脉注射：用 0.9%氯化钠注射液或注射用水稀释至 0.5mg/ml	与 5%葡萄糖注射液、0.9%氯化钠注射液混合后 4 小时内，无理化性状改变	硫乙拉嗪、咪达唑仑、头孢哌酮、戊巴比妥
氟哌啶醇	静脉滴注：将本品 10～30mg 加入 250～500ml 葡萄糖注射液中静脉滴注	与大输液配伍可稳定 8 小时，针管内配伍可稳定 2 小时	阿米卡星、阿托品、阿昔洛韦、氨苄西林氯唑西林、氨茶碱、氨丁三醇、氨甲苯酸、氨曲南、苯巴比妥、苯海拉明、苯扎托品、苯唑西林、苄星青霉素、别嘌醇、长春新碱、地塞米松磷酸钠、地西泮、东莨菪碱、对氨基水杨酸、多巴胺、多巴酚丁胺、芬太尼、呋塞米、氟尿嘧啶、肝素、谷氨酸、红霉素、环丙沙星、磺胺嘧啶、肌苷、甲氨蝶呤、甲硝唑、卡络磺钠、卡那霉素、可待因、克林霉素、奎宁、锂盐、两性霉素 B、膦甲酸、硫喷妥钠、氯苯那敏、氯化钙、氯化钾、氯霉素、吗啡、美洛西林、莫拉司亭、哌拉西林、哌拉西林舒巴坦、哌拉西林他唑巴坦、泮库溴铵、羟嗪、青霉素、氢化可的松琥珀酸钠、庆大霉素、去甲万古霉素、三磷酸腺苷二钠、山莨菪碱、肾上腺素、舒他西林、司可巴比妥、丝裂霉素、四环素、碳酸氢钠、替卡西林、替卡西林钠克拉维酸钾、头孢吡肟、头孢呋辛、头孢拉定、头孢美唑、头孢哌酮、头孢曲松、头孢噻吩、头孢他啶、头孢西丁、头孢唑林、妥布霉素、万古霉素、新斯的明、溴苄铵、亚胺培南西司他丁、烟酸、氧氟沙星、依他尼酸、乙胺硫脲、异戊巴比妥、异烟肼、鱼精蛋白

续表

药品名称	配制方法	溶液、稀释液的稳定性	配伍禁忌
氟哌利多	静脉注射：本品 5mg 加枸橼酸芬太尼 0.1mg，在 2～3 分钟缓慢注射	用 0.9%氯化钠注射液或 5%葡萄糖稀注射液稀释的溶液，室温下在 PVC 袋或玻璃瓶中最多可稳定 7 天；在乳酸林格液中稀释的溶液，室温下在 PVC 袋中稳定 24 小时，在玻璃瓶中稳定长达 7 天	阿洛西林、地塞米松磷酸钠、肝素、氟尿嘧啶、呋塞米、甲氨蝶呤、萘夫西林、戊巴比妥、亚叶酸
氯丙嗪	静脉滴注：将本品注射液 25～50mg 稀释于 500ml 葡萄糖氯化钠注射液中	用 5%葡萄糖注射液、0.9%氯化钠注射液、葡萄糖氯化钠注射液、复方氯化钠注射液或乳酸钠林格注射液稀释的 0.05mg/ml 盐酸氯丙嗪溶液理化性状稳定	氨苄西林、氨茶碱、氨磷汀、氨曲南、苯巴比妥、别嘌醇、茶苯海明、丹参注射液、呋塞米、氟达拉滨、肝素、华法林、肌苷、甲氨蝶呤、利奈唑胺、两性霉素 B、两性霉素 B 胆固醇复合物、硫喷妥钠、氯霉素、氯噻嗪、氯唑西林、吗啡、吗啡阿托品、美索比妥、尿激酶、哌拉西林他唑巴坦、青霉素、清开灵注射液、瑞芬太尼、沙格司亭、头孢吡肟、头孢曲松、头孢曲松舒巴坦、头孢曲松他唑巴坦、戊巴比妥、西咪替丁、腺苷钴胺、香丹注射液、亚甲蓝、依托泊苷、紫杉醇
哌泊塞嗪	肌内注射	尚不明确	尚不明确
舒必利	静脉滴注：将本品注射液 100～200mg 稀释于 250～500ml 葡萄糖氯化钠注射液中	与大输液配伍可稳定 8 小时，针管内配伍可稳定 2 小时	尚不明确

第六节　改善脑功能药

改善脑功能药注射剂配制、稳定性及其配伍禁忌见表 2-12。

表 2-12　改善脑功能药注射剂配制、稳定性及其配伍禁忌

药品名称	配制方法	溶液、稀释液的稳定性	配伍禁忌
奥拉西坦	静脉滴注：本品注射剂用 5%葡萄糖注射液或 0.9%氯化钠注射液 100～250ml 稀释	用 5%葡萄糖注射液与 0.9%氯化钠注射液调配的 16mg/ml 的稀释液，室温条件下 8 小时内，其颜色、主药及有关物质含量均无变化	尚不明确
胞磷胆碱	静脉滴注：本品粉针剂或小容量注射液用 5%或 10%葡萄糖注射液稀释	用 10%葡萄糖注射液、0.9%氯化钠注射液或葡萄糖氯化钠注射液调配的 3mg/ml 胞磷胆碱钠稀释液，室温下 6 小时内，其性状、pH、含量保持稳定	丹红注射液
吡拉西坦	1.静脉注射：本品粉针剂用 5%或 10%葡萄糖注射液或者 0.9%氯化钠注射液溶解 2.静脉滴注：本品粉针剂或小容量注射液以 5%或 10%葡萄糖注射液或者 0.9%氯化钠注射液溶解稀释至 250ml	与大输液配伍可稳定 8 小时，针管内配伍可稳定 2 小时	尚不明确

药品名称	配制方法	溶液、稀释液的稳定性	配伍禁忌
吡硫醇	1. 静脉注射：本品注射剂以适量的注射用水溶解后注射 2. 静脉滴注：将本品溶入 5%葡萄糖注射液或0.9%氯化钠注射液250～500ml 中滴注	用 5%或 10%葡萄糖注射液、0.9%氯化钠注射液调配的0.4mg/ml 稀释液，室温下 8小时内，其含量稳定	12 种复合维生素、阿昔洛韦、重组人胰岛素、复方水溶性维生素、葛根素、脑蛋白水解物、维生素 C
单唾液酸四己糖神经节苷脂钠	1. 皮下注射：本品粉针剂以注射用水溶解至 10mg/ml 2. 肌内注射：本品粉针剂以注射用水溶解至 10mg/ml 3. 静脉滴注：本品粉针剂以 0.9%氯化钠注射液或 5%葡萄糖注射液溶解并稀释	与大输液配伍可稳定 8 小时，针管内配伍可稳定 2 小时	尚不明确
肌氨肽苷	1. 肌内注射：粉针剂需用注射用水溶解后使用 2. 静脉滴注：加入500ml 氯化钠注射液或 5%～10%葡萄糖注射液中，缓慢滴注（每分钟 2ml）	与大输液配伍可稳定 8 小时，针管内配伍可稳定 2 小时	脑蛋白水解物
赖氨酸	静脉滴注：本品小容量注射液或粉针剂 3g用 0.9%氯化钠注射液或 5%葡萄糖注射液 250ml 稀释	与大输液配伍可稳定 8 小时，针管内配伍可稳定 2 小时	阿昔洛韦、长春西汀、酚磺乙胺、伏立康唑、氟氯西林、夫西地酸、复方骨肽、脑蛋白水解物、泮托拉唑、曲克芦丁脑蛋白水解物、依达拉奉、抑肽酶
脑蛋白水解物	静脉滴注：本品粉针剂和注射液用 250ml0.9%氯化钠注射液或 5%葡萄糖注射液稀释	将脑蛋白水解物注射液 20ml或注射用脑蛋白水解物60mg 稀释于 0.9%氯化钠注射液、5% 葡萄糖注射液250ml 中，室温下 24 小时内，溶液性状、pH 及含量稳定，不溶性微粒符合《中国药典》的规定	12 种复合维生素、阿莫西林克拉维酸、阿替洛尔、阿魏酸、艾司洛尔、氨力农、胺碘酮、倍他司汀、苯妥英、吡硫醇、丙氨酰谷氨酰胺、重组人脑利钠肽、丹参川芎嗪、丹参酮ⅡA磺酸钠、单硝酸异山梨酯、灯盏花素、灯盏细辛、低分子右旋糖酐、地尔硫草、地高辛、丁咯地尔、毒毛花苷 K、多巴胺、多巴酚丁胺、二氮嗪、二丁酰环磷腺苷钙、二氢麦角碱、法舒地尔、酚苄明、酚妥拉明、粉防己碱、呋喃硫胺、辅酶 Q10、复方氨基酸、复方甘油、复方三维B（Ⅱ）、复方水溶性维生素、复方腺嘌呤、复方右旋糖酐 40、复方脂溶性维生素、复合维生素 B、葛根素、谷氨酸钾、谷氨酸钠、谷氨酰胺、关附甲素、桂哌齐特、果糖二磷酸钠、汉防己甲素、红花黄色素、环磷腺苷、环磷腺苷葡胺、肌氨肽苷、己酮可可碱、甲氧明、间羟胺、精氨酸、卡托普利、可乐定、拉贝洛尔、拉西地平、赖氨酸、利多卡因、利血平、磷酸肌酸钠、硫酸镁、麻黄碱、美芬丁胺、美托洛尔、美西律、米力农、尼卡地平、尼麦角林、普鲁卡因胺、普罗帕酮、普萘洛尔、七叶皂苷、齐多夫定、前列地尔、前列地尔脂质体、去甲肾上腺素、去氧肾上腺素、去乙酰毛花苷、人血白蛋白、软骨素、三磷酸腺苷、参附注射液、

续表

药品名称	配制方法	溶液、稀释液的稳定性	配伍禁忌
脑蛋白水解物			参芎葡萄糖、肾上腺素、舒洛地特、索他洛尔、特利加压素、替卡西林钠克拉维酸钾、托拉塞米、妥拉唑林、维拉帕米、维生素 A、维生素 B_1、维生素 B_{12}、维生素 B_2、维生素 B_6、维生素 C、维生素 D_2、维生素 D_3、维生素 E、维生素 K_1、乌拉地尔、腺苷、腺苷钴胺、香丹葡萄糖、硝苯地平、硝普钠、硝酸甘油、硝酸硫胺、硝酸异山梨酯、杏芎氯化钠、溴苄铵、烟酸、烟酸占替诺、烟酰胺、伊布利特、依那普利拉、胰激肽原酶、异丙肾上腺素、银杏达莫、罂粟碱、右旋糖酐 40、藻酸双酯、左西孟旦
脑苷肌肽	静脉滴注：本品注射液用 0.9%氯化钠注射液或 5%葡萄糖注射液 250ml 稀释	与大输液配伍可稳定 8 小时，针管内配伍可稳定 2 小时	丙氨酰谷氨酰胺、复方氨基酸、精氨酸、赖氨酸

第七节 抗脑血管病药

抗脑血管病药注射剂配制、稳定性及其配伍禁忌见表 2-13。

表 2-13 抗脑血管病药注射剂配制、稳定性及其配伍禁忌

药品名称	配制方法	溶液、稀释液的稳定性	配伍禁忌
阿魏酸钠	1. 肌内注射：粉针剂临用前以 0.9%氯化钠注射液 2～4ml 溶解 2. 静脉滴注：将溶解后的本品粉针剂或小容量注射液加入葡萄糖注射液、0.9%氯化钠注射液或葡萄糖氯化钠注射液 100～500ml 中滴注	稀释液常温可保存 18 小时	奥硝唑、脑蛋白水解物、异甘草酸镁
倍他司汀	静脉滴注：本品用 5%葡萄糖注射液或 0.9%氯化钠注射液 2ml 溶解后，再加入 5%葡萄糖注射液或 0.9%氯化钠注射液 500ml 中缓慢静脉滴注	与大输液配伍可稳定 8 小时，针管内配伍可稳定 2 小时	脑蛋白水解物、头孢曲松、头孢曲松舒巴坦、头孢曲松他唑巴坦
长春西汀	静脉滴注：每 20～30mg 本品小容量注射液用 250～500ml 0.9%氯化钠注射液或 5%葡萄糖注射液稀释；粉针剂用适量 0.9%氯化钠注射液或 5%葡萄糖注射液稀释	配好的稀释液必须在 3 小时以内使用	10%氯化钠、阿莫西林克拉维酸钾、阿莫西林舒巴坦、阿昔洛韦、埃索美拉唑、氨茶碱、奥美拉唑、奥扎格雷、丙氨酰谷氨酰胺、醋甘氨酸乙二胺、丹参多酚酸盐、丹参酮ⅡA 磺酸钠、灯盏细辛、地塞米松磷酸钠、法舒地尔、夫西地酸、呋塞米、氟氯西林、氟尿嘧啶、复方氨基酸、甘草酸二铵、肝素、谷氨酸、谷氨酰胺、肌苷、甲钴胺、精氨酸、苦碟子、赖氨酸、兰索拉唑、硫辛酸、美罗培南、美洛西林、萘夫西林、脑蛋白水解物、帕瑞昔布、泮托拉唑、青霉素、三磷酸胞苷二钠、痰热清、碳酸氢钠、天麻素、头孢哌酮舒巴坦、头孢唑肟、维生素 C、异甘草酸镁、左卡尼汀

药品名称	配制方法	溶液、稀释液的稳定性	配伍禁忌
丁苯酞	本品大容量注射液无须配制	尚不明确	尚不明确
法舒地尔	静脉滴注：本品粉针剂或小容量注射液以50～100ml 0.9%氯化钠注射液或葡萄糖注射液溶解并稀释	盐酸法舒地尔注射液 30mg 用 0.9%氯化钠注射液、5%或 10%葡萄糖注射液、葡萄糖氯化钠注射液或乳酸钠林格注射液 100ml 调配的稀释液，室温下放置 6 小时，其性状、pH 及含量基本无变化，不溶性微粒符合《中国药典》的规定	长春西汀、丹参多酚酸盐、肝素、脑蛋白水解物、头孢曲松、头孢曲松舒巴坦、头孢曲松他唑巴坦
桂哌齐特	静脉滴注：本品320mg以 10%葡萄糖注射液或 0.9%氯化钠注射液 500ml 稀释	与大输液配伍可稳定 8 小时，针管内配伍可稳定 2 小时	奥美拉唑、丹参多酚酸盐、夫西地酸、脑蛋白水解物、头孢曲松、头孢曲松钠巴坦、头孢曲松他唑巴坦
己酮可可碱	1. 静脉注射：将本品 50 ～ 100mg 溶于 0.9%氯化钠注射液 5ml 中 2. 静脉滴注：可将本品注射液加入 5%或 10%葡萄糖注射液、0.9%氯化钠注射液、林格液或乳酸林格液中给药。其中静脉滴注为 100mg 药物加入 250～500ml 溶液中	配制好的溶液应在 24 小时内用完	脑蛋白水解物、头孢曲松、头孢曲松舒巴坦、头孢曲松他唑巴坦
尼莫地平	1. 静脉滴注：每 4mg 本品粉针剂以适量 5%葡萄糖注射液或 0.9%氯化钠注射液溶解，再以 500ml 5%葡萄糖注射液或 0.9%氯化钠注射液稀释 2. 脑池滴注：每毫升本品注射液用 19ml 林格注射液稀释，稀释后须立即使用	稀释液混合均匀后避免阳光直射并立即静脉滴注。由于尼莫地平的活性成分可被 PVC 吸收，所以输注尼莫地平时仅允许使用聚乙烯 (PE)输液管；尼莫地平输液的活性成分有轻微的光敏感性，应避免在太阳光直射下使用。但在散射性日光或人工光源下，使用本品 10 小时内不必采取特殊的保护措施	地尔硫䓬、氟比洛芬酯、甲基多巴、维拉帕米、硝苯地平
七叶皂苷钠	1. 静脉注射：单次剂量以 10%葡萄糖注射液或 0.9%氯化钠注射液 10～20ml 溶解 2. 静脉滴注：单次剂量以 10%葡萄糖注射液或 0.9%氯化钠注射液 250ml 溶解	用 10%葡萄糖注射液或 0.9%氯化钠注射液调配的 0.5mg/ml 七叶皂苷钠稀释液，分别于冰箱(4～6℃)和室温(17～20℃)放置 24 小时，其性状、pH 及含量稳定	氨茶碱、谷氨酸钠、硫喷妥钠、门冬氨酸钾、脑蛋白水解物、乳酸钠、碳酸氢钠、头孢吡肟
曲克芦丁脑蛋白水解物	静脉滴注：本品 10ml 用 0.9%氯化钠注射液或 5%葡萄糖注射液 250～500ml 稀释	稀释液 8 小时内稳定	阿莫西林克拉维酸钾、丙氨酰谷氨酰胺、复方氨基酸、谷氨酸钾、谷氨酸钠、谷氨酰胺、精氨酸、赖氨酸、葡萄糖酸钙、替卡西林钠克拉维酸钾

续表

药品名称	配制方法	溶液、稀释液的稳定性	配伍禁忌
依达拉奉	静脉滴注：本品临用前以适量 0.9%氯化钠注射液稀释	与大输液配伍可稳定 8 小时，针管内配伍可稳定 2 小时	苯巴比妥、苯妥英钠、丙氨酰谷氨酰胺、丙戊酸钠、醋甘氨酸乙二胺、地西泮、复方氨基酸、谷氨酸钾、谷氨酸钠、谷氨酰胺、精氨酸、坎利酸钾、赖氨酸、劳拉西泮、磷苯妥英、氯硝西泮、泮托拉唑、细辛脑
胰激肽原酶	肌内注射：本品临用前以注射用灭菌 0.9%氯化钠注射液 1.5ml 溶解后肌内注射	针管内配伍 2 小时以内稳定	脑蛋白水解物
罂粟碱	静脉滴注：本品粉针剂先用 1～2ml 注射用水溶解，再用 0.9%氯化钠注射液稀释	与大输液配伍可稳定 8 小时，针管内配伍可稳定 2 小时	呋塞米、氟氯西林、复方丹参、复方甘草酸苷、肝素、兰索拉唑、美洛西林、门冬氨酸钾镁、脑蛋白水解物、尿激酶、帕瑞昔布、头孢哌酮舒巴坦、头孢曲松、头孢曲松舒巴坦、头孢曲松他唑巴坦、香丹注射液
左卡尼汀	1. 静脉注射：本品粉针剂应以 5～10ml 注射用水溶解并稀释 2. 静脉滴注：以 0.9%氯化钠注射液或乳酸钠林格注射液配制浓度为（250 ～ 4000）mg/500ml（即 0.5 ～ 8mg/ml）的溶液	25℃下在 PVC 袋中 24 小时内稳定	胺碘酮、清开灵注射液

第八节　中枢兴奋药

中枢兴奋药注射剂配制、稳定性及其配伍禁忌见表 2-14。

表 2-14　中枢兴奋药注射剂配制、稳定性及其配伍禁忌

药品名称	配制方法	溶液、稀释液的稳定性	配伍禁忌
贝美格	静脉滴注：本品临用前加 5%葡萄糖注射液或 0.9%氯化钠注射液 250～500ml 稀释后静脉滴注	与大输液配伍可稳定 8 小时，针管内配伍可稳定 2 小时	12 种复合维生素、复方水溶性维生素、米卡芬净、维生素 C
多沙普仑	1. 静脉注射：本品粉针剂临用前用葡萄糖氯化钠注射液 5ml 溶解 2. 静脉滴注：本品临用前用葡萄糖氯化钠注射液溶解并稀释	与大输液配伍可稳定 8 小时，针管内配伍可稳定 2 小时	12 种复合维生素、氨茶碱、地高辛、地塞米松磷酸钠、地西泮、多巴酚丁胺、呋塞米、复方水溶性维生素、甲泼尼龙、克林霉素、硫喷妥钠、氯胺酮、米卡芬净、米诺环素、氢化可的松、羧苄西林、替卡西林、头孢菌素类、维生素 C、叶酸
二甲弗林	1. 肌内注射：本品粉针剂临用前用注射用水 2ml 溶解 2. 静脉注射：本品临用前用 5%葡萄糖注射液溶解并稀释 3. 静脉滴注：本品临用前用 0.9%氯化钠注射液或 5%葡萄糖注射液溶解并稀释	与大输液配伍可稳定 8 小时，针管内配伍可稳定 2 小时	茵栀黄注射液

续表

药品名称	配制方法	溶液、稀释液的稳定性	配伍禁忌
甲氯芬酯	静脉滴注：临用前用注射用水或 5%葡萄糖注射液稀释为 5%～10%的溶液	本品水溶液易水解，应于注射前现配现用	奥美拉唑、丹参酮ⅡA 磺酸钠、多烯磷脂酰胆碱、肝素、头孢哌酮、头孢哌酮舒巴坦、头孢哌酮他唑巴坦、头孢匹胺
洛贝林	静脉滴注：本品以适量 0.9%氯化钠注射液或 5%葡萄糖注射液溶解	与大输液配伍可稳定 8 小时，针管内配伍可稳定 2 小时	丹参注射液、呋塞米、肌苷、清开灵注射液、三磷酸腺苷二钠、香丹注射液
尼可刹米	静脉滴注：本品以 0.9%氯化钠注射液或 5%葡萄糖注射液稀释	与大输液配伍可稳定 8 小时，针管内配伍可稳定 2 小时	阿糖胞苷、阿糖胞苷脂质体、奥曲肽、苄星青霉素、促皮质素、磺胺嘧啶、甲丙氨酯、可待因、硫喷妥钠、氯胺酮、吗啡、氢氯噻嗪、丝裂霉素、头孢呋辛、头孢呋辛酯、头孢哌酮、头孢他啶、新斯的明、溴苄铵、异丙嗪
细胞色素 C	1. 静脉注射：注射前将一次用量用 25%葡萄糖注射液 20ml 稀释 2. 静脉滴注：用 5%～10%葡萄糖注射液或 0.9%氯化钠注射液稀释	与大输液配伍可稳定 8 小时，针管内配伍可稳定 2 小时	肌苷、头孢哌酮、头孢哌酮舒巴坦、头孢哌酮他唑巴坦、香丹注射液

第三章 心血管系统用药

第一节 抗心律失常药

抗心律失常药注射剂配制、稳定性及其配伍禁忌见表3-1。

表3-1 抗心律失常药注射剂配制、稳定性及其配伍禁忌

药品名称	配制方法	溶液、稀释液的稳定性	配伍禁忌
胺碘酮	静脉滴注：本品临用前以 5%葡萄糖注射液稀释	本品与5%葡萄糖注射液配伍，在玻璃容器中测试，室温下5 天，药物几乎没有损失。不推荐使用 PVC 容器	氨苄西林舒巴坦、氨茶碱、奥扎格雷、地高辛、肝素、各种浓度的氯化钠注射液、磷酸肌酸钠、磷酸钾、磷酸钠、硫酸镁、吗啡、吗啡阿托品、美罗培南、门冬氨酸钾镁、脑蛋白水解物、哌拉西林、哌替啶、碳酸氢钠、头孢呋辛、头孢孟多、头孢哌酮、头孢哌酮钠舒巴坦钠、头孢曲松、头孢他啶、头孢唑林、头孢唑肟、维生素 C、硝普钠、硝酸甘油、亚胺培南西他汀
利多卡因	静脉滴注：本品注射液用于抗心律失常时，以 5%葡萄糖注射液配成 1～4mg/ml 的药液滴注或用输液泵给药	20～24℃下可放置 21 天	阿替普酶、氨苄西林、苯巴比妥、重组人干扰素 β1a、甘露醇、磺胺嘧啶、两性霉素 B、硫喷妥钠、罗哌卡因、美索比妥、脑蛋白水解物、尼卡地平、头孢呋辛、头孢匹胺、头孢噻吩、头孢他啶、头孢唑林、香丹注射液、硝普钠、小诺米星、左布比卡因
普罗帕酮	本品临用前加 5%葡萄糖注射液稀释，于 10 分钟内缓慢注射	与 0.9%氯化钠注射液或葡萄糖氯化钠注射液配伍，4 小时内稳定；与 5%葡萄糖注射液配伍，48 小时内稳定	丹参多酚酸盐、脑蛋白水解物、头孢哌酮、头孢曲松
腺苷	静脉滴注：本品可用葡萄糖注射液、0.9%氯化钠注射液或乳酸钠林格注射液稀释后使用	稀释液可室温下放置 14 天	脑蛋白水解物
伊布利特	静脉滴注：本品注射液用 0.9%氯化钠注射液或 5%葡萄糖注射液 50ml 稀释后给药	稀释液可室温下放置 24 小时，或 2～8℃下放置 48 小时	脑蛋白水解物

第二节 抗慢性心功能不全药

抗慢性心功能不全药注射剂配制、稳定性及其配伍禁忌见表3-2。

表 3-2　抗慢性心功能不全药注射剂配制、稳定性及其配伍禁忌

药品名称	配制方法	溶液、稀释液的稳定性	配伍禁忌
氨力农	1. 本品粉针剂需先用注射用氨力农专用溶剂溶解。在溶媒中成盐速度较慢，需在40～60℃温热、振摇，待溶解完全后，方可用 0.9%氯化钠注射液稀释至浓度为 1～3mg/ml 后静脉滴注 2. 本品注射液用 0.9%氯化钠注射液稀释至浓度为1～3mg/ml后静脉滴注	用 0.9%氯化钠注射液稀释后可稳定 24 小时	阿洛西林、低分子右旋糖酐、呋塞米、复方右旋糖酐 40、含葡萄糖的注射液、脑蛋白水解物、尼卡地平、碳酸氢钠、头孢唑肟、右旋糖酐
地高辛	静脉滴注：本品注射液以 4 倍或 4 倍以上体积稀释剂如无菌注射用水、0.9%氯化钠注射液、5%葡萄糖注射液等稀释后使用	与大输液配伍 8 小时以内稳定，针管内配伍 2 小时以内稳定	多巴酚丁胺、多沙普仑、二丁酰环磷腺苷钙、复方氯化钠、肝素钙、华蟾素、氯化钙、氯化钙溴化钠、门冬氨酸钙、钠钾镁钙葡萄糖、脑蛋白水解物、脑蛋白水解物氯化钠、尼卡地平、葡萄糖酸钙、乳酸林格、溴化钙、亚锡葡萄糖酸钙、亚叶酸钙、依地酸钙钠、左西孟旦、左亚叶酸钙
米力农	静脉滴注：给予负荷剂量时不可稀释药液；给予维持剂量时，本品注射液可用 0.45%氯化钠注射液、0.9%氯化钠注射液或 5%葡萄糖注射液稀释至浓度为 0.1～0.2mg/ml	稀释后的本品可放置 72 小时	低分子右旋糖酐、呋塞米、复方右旋糖酐 40、华蟾素、脑蛋白水解物、普鲁卡因胺、头孢曲松、头孢曲松舒巴坦、头孢曲松他唑巴坦、亚胺培南西司他丁
奈西利肽	静脉滴注：可用 5%葡萄糖注射液、0.9%氯化钠注射液或葡萄糖氯化钠注射液稀释至6μg/ml 后使用	稀释液在 2～25℃下可保存 24 小时	50-50 混合人胰岛素、70-30 混合人胰岛素、70-30 混合猪胰岛素、布美他尼、地特胰岛素、呋塞米、甘精胰岛素、肝素、谷赖胰岛素、精蛋白锌胰岛素、精蛋白锌重组人胰岛素、肼屈嗪、可溶性人胰岛素、赖脯胰岛素、依他尼酸钠、门冬胰岛素、普通胰岛素、依那普利拉、依他尼酸钠、胰岛素、中性低精蛋白锌胰岛素
去乙酰毛花苷	静脉滴注：本品临用前用 5%葡萄糖注射液稀释	与大输液配伍 8 小时以内稳定，针管内配伍 2 小时以内稳定	二丁酰环磷腺苷钙、复方氯化钠、肝素钙、谷氨酸钙、林格、氯化钙、氯化钙溴化钠、门冬氨酸钙、钠钾镁钙葡萄糖、脑蛋白水解物、葡萄糖酸钙、乳酸林格、头孢曲松、溴化钙、亚锡葡萄糖酸钙、亚叶酸钙、依地酸钙钠、左亚叶酸钙
左西孟旦	静脉滴注。①0.025mg/ml 静脉滴注液：12.5mg 本品以 5%葡萄糖注射液 500ml 稀释。②0.05mg/ml 静脉滴注液：25mg 本品以 5%葡萄糖注射液 500ml 稀释	与大输液配伍 8 小时以内稳定，针管内配伍 2 小时以内稳定	地高辛、呋塞米、脑蛋白水解物、硝酸甘油

第三节　抗心绞痛药

抗心绞痛药注射剂配制、稳定性及其配伍禁忌见表3-3。

表3-3　抗心绞痛药注射剂配制、稳定性及其配伍禁忌

药品名称	配制方法	溶液、稀释液的稳定性	配伍禁忌
单硝酸异山梨酯	静脉滴注：本品小容量注射液和粉针剂应以5%葡萄糖注射液或0.9%氯化钠注射液稀释后静脉滴注	与大输液配伍可稳定8小时，针管内配伍可稳定2小时	尚不明确
硝普钠	静脉滴注：本品50mg用5%葡萄糖注射液5ml溶解，再以5%葡萄糖注射液250ml、500ml或1000ml稀释至所需浓度	常温避光可保存48小时	胺碘酮、多巴酚丁胺、氟哌啶醇、肌苷、利多卡因、脑蛋白水解物、普鲁卡因、普鲁卡因肾上腺素、普罗帕酮、顺阿曲库铵、头孢曲松、头孢曲松舒巴坦、头孢曲松他唑巴坦
硝酸甘油	静脉滴注：本品小容量注射液以5%葡萄糖注射液或0.9%氯化钠注射液稀释	稀释后常温避光可稳定28天	阿替普酶、胺碘酮、苯妥英钠、复合磷酸氢钾、甘露醇、肼屈嗪、氯化钾、门冬氨酸钾镁、脑蛋白水解物、曲马多、生脉注射液、头孢米诺、左西孟旦、左氧氟沙星
硝酸异山梨酯	静脉滴注：①本品小容量注射液可不经稀释在持续心电监护下直接经输液泵给药；亦可经稀释后静脉滴注(稀释液可为0.9%氯化钠注射液或5%葡萄糖注射液，稀释后浓度可为50μg/ml、100μg/ml、200μg/ml)。②本品粉针剂50mg可加适当的稀释液(如0.9%氯化钠注射液或5%葡萄糖注射液)混合至500ml，浓度为100μg/ml；如因减少液体摄入量而需较高浓度时，可用本品100mg加稀释液混合至500ml，浓度为200μg/ml	与大输液配伍可稳定8小时，针管内配伍可稳定2小时	脑蛋白水解物

第四节　降　压　药

降压药注射剂配制、稳定性及其配伍禁忌见表3-4。

表 3-4　降压药注射剂配制、稳定性及其配伍禁忌

药品名称	配制方法	溶液、稀释液的稳定性	配伍禁忌
艾司洛尔	静脉滴注：使用本品前必须先稀释。稀释液可选用 5%葡萄糖注射液、5%葡萄糖氯化钠注射液、0.9%氯化钠注射液、林格液等	稀释后常温避光可放置 7 天，光照下可放置 24 小时	呋塞米、脑蛋白水解物、泮托拉唑
地尔硫䓬	本品粉针剂或注射液以 5ml 以上 0.9%氯化钠注射液或 5%葡萄糖注射液溶解或稀释后静脉注射或静脉滴注	稀释液常温下可稳定 24 小时	阿昔洛韦、甲泼尼龙琥珀酸钠、脑蛋白水解物、尼莫地平
二氮嗪	本品注射液直接静脉注射或肌内注射	尚不明确	肌苷、脑蛋白水解物
粉防己碱	1. 静脉注射：将本品 180mg 加入 0.9%氯化钠注射液 40ml 中缓慢静脉注射（通常约 5 分钟） 2. 静脉滴注：将本品 180mg 加入 5%葡萄糖注射液 500ml 中静脉滴注	与大输液配伍 8 小时内稳定，针管内配伍 2 小时内稳定	脑蛋白水解物
肼屈嗪	静脉滴注：本品可用葡萄糖注射液、氯化钠注射液等稀释后使用。本品注射液可直接肌内注射	稀释液在室温下可保存 4 天	氨苄西林、氨苄西林舒巴坦、重组人脑利钠肽、果糖氯化钠、奈西立肽
可乐定	静脉注射：本品用 5%葡萄糖注射液或 0.9%氯化钠注射液稀释至 0.1mg/ml 缓慢注射	稀释液在室温下可保存 4 小时	脑蛋白水解物、羧苄西林
拉贝洛尔	1. 静脉注射：每 25～50mg 加 10%葡萄糖注射液 20ml 2. 静脉滴注：本品 100mg 加 5%葡萄糖注射液或 0.9%氯化钠注射液稀释至 250ml	稀释液常温可放置 72 小时	呋塞米、肝素、华法林、硫喷妥钠、脑蛋白水解物、萘夫西林、碳酸氢钠
利血平	本品注射液供肌内注射	与大输液配伍可稳定 8 小时，针管内配伍可稳定 2 小时	丹参注射液、复方氯化钠、肌苷、林格、氯化钠、乳酸林格、脑蛋白水解物
美托洛尔	1. 静脉注射：每 5mg 本品粉针剂以 0.9%氯化钠注射液 5ml 溶解 2. 静脉滴注：将本品注射液以 0.9%氯化钠注射液、10%葡萄糖注射液、5%葡萄糖注射液、林格注射液、林格-葡萄糖注射液或乳酸钠林格注射液 1000ml 稀释	稀释后可在室温下放置 12 小时	两性霉素 B 胆固醇脂质体复合物、脑蛋白水解物、右旋糖酐 70

续表

药品名称	配制方法	溶液、稀释液的稳定性	配伍禁忌
尼卡地平	静脉滴注：本品小容量注射液或粉针剂用5%葡萄糖注射液或0.9%氯化钠注射液稀释为0.01%～0.02%的溶液	稀释液应避光保存，可放置7天	阿莫西林舒巴坦、阿替普酶、氨苄西林舒巴坦、氨茶碱、氨甲环酸、氨力农、苯妥英钠、地高辛、碘海醇、碘帕醇、呋塞米、氟氧头孢、肝素、卡络磺钠、利多卡因、磷霉素、脑蛋白水解物、尿激酶、肾上腺色腙、碳酸氢钠、头孢替安、头孢唑南、亚胺培南西司他丁
普萘洛尔	1. 静脉滴注：本品用0.9%氯化钠注射液稀释至50ml后，经15～20分钟滴注 2. 静脉注射：本品注射液可直接静脉注射，也可溶于5%葡萄糖注射液10ml中注射，注射时间约1分钟	稀释液在常温下可稳定24小时	丹参注射液、二氮嗪、两性霉素B胆固醇脂质体复合物、脑蛋白水解物、香丹注射液
索他洛尔	静脉注射：将本品稀释于5%葡萄糖注射液20ml中，10分钟内缓慢注射	与大输液配伍可稳定8小时，针管内配伍可稳定2小时	脑蛋白水解物
维拉帕米	静脉注射：以林格注射液或0.9%氯化钠注射液或5%葡萄糖注射液稀释后缓慢静脉注射	稀释液常温下可稳定7天	氨苄西林、氨茶碱、白蛋白、苯唑西林、丙泊酚、复方新诺明、肼屈嗪、两性霉素B、两性霉素B胆固醇复合物、美洛西林、萘夫西林、脑蛋白水解物、尼莫地平、泮库溴铵、碳酸氢钠
乌拉地尔	静脉滴注或用输液泵泵入：通常将250mg本品加入到合适的液体中，如0.9%氯化钠注射液、5%或10%的葡萄糖注射液、5%果糖注射液或右旋糖酐40氯化钠注射液中	与大输液配伍可稳定8小时，针管内配伍可稳定2小时	脑蛋白水解物、呋塞米、泮托拉唑
依那普利拉	静脉注射：本品以5%葡萄糖注射液、0.9%氯化钠注射液或原装稀释剂稀释至50ml	稀释液可放置24小时	苯妥英钠、两性霉素B、两性霉素B胆固醇脂质体复合物、脑蛋白水解物、奈西立肽、头孢吡肟

第五节　抗休克药及抢救药

抗休克药及抢救药注射剂配制、稳定性及其配伍禁忌见表3-5。

表3-5　抗休克药及抢救药注射剂配制、稳定性及其配伍禁忌

药品名称	配制方法	溶液、稀释液的稳定性	配伍禁忌
多巴胺	静脉滴注：本品在静脉滴注前必须稀释，稀释液的浓度取决于剂量及个体需要的液体量。若不需扩容，可用0.8mg/ml溶液；如有液体潴留，则可用1.6～3.2mg/ml溶液	稀释液室温下可放置48小时	阿昔洛韦、氨苄西林、氨苄西林氯唑西林、氨苄西林舒巴坦、氨茶碱、奥美拉唑、多巴酚丁胺、呋塞米、金纳多、两性霉素B、脑蛋白水解物、泮托拉唑、青霉素、清开灵注射液、乳酸钠、碳酸氢钠、头孢匹胺、头孢曲松、头孢曲松舒巴坦、头孢曲松他唑巴坦、头孢噻吩、托拉塞米

续表

药品名称	配制方法	溶液、稀释液的稳定性	配伍禁忌
多巴酚丁胺	静脉滴注：本品以5%葡萄糖注射液或0.9%氯化钠注射液稀释	多巴酚丁胺与5%葡萄糖注射液在PVC容器中配伍,24℃下可放置48小时，5℃下可放置7天	阿替普酶、阿昔洛韦、氨茶碱、丙泊酚中长链脂肪乳、多巴胺、呋塞米、肌苷、拉氧头孢、硫酸镁、米卡芬净、脑蛋白水解物、普通胰岛素、羧苄西林、碳酸氢钠、头孢孟多、头孢哌酮舒巴坦、头孢匹胺、头孢曲松、头孢曲松舒巴坦、头孢曲松他唑巴坦、亚硫酸氢钠、乙醇
甲氧明	静脉滴注：本品以250ml 0.9%氯化钠注射液或5%葡萄糖注射液溶解	与0.9%氯化钠注射液配伍可放置4小时	脑蛋白水解物、羧苄西林
间羟胺	静脉滴注：本品以0.9%氯化钠注射液或5%葡萄糖注射液500ml稀释至0.04mg/ml	配制后的溶液应于24小时内用完	阿洛西林、阿莫西林、氨苄西林、氨苄西林氯唑西林、氨苄西林舒巴坦、氨茶碱、苯唑西林、多烯磷脂酰胆碱、呋塞米、华法林、磺苄西林、硫喷妥钠、氯唑西林、美洛西林、萘夫西林、脑蛋白水解物、青霉素、清开灵注射液、乳酸钠、羧苄西林、碳酸氢钠、头孢吡肟、头孢地嗪、头孢呋辛、头孢磺啶、头孢甲肟、头孢拉定、头孢硫脒、头孢美唑、头孢孟多、头孢米诺、头孢尼西、头孢哌酮、头孢哌酮舒巴坦、头孢哌酮他唑巴坦、头孢匹胺、头孢匹林、头孢匹罗、头孢曲松、头孢曲松舒巴坦、头孢曲松他唑巴坦、头孢噻啶、头孢噻吩、头孢噻利、头孢噻肟、头孢噻肟舒巴坦、头孢他啶、头孢他啶他唑巴坦、头孢替安、头孢替唑、头孢西丁、头孢西酮、头孢乙腈、头孢唑林、头孢唑南、头孢唑肟
去甲肾上腺素	静脉滴注：本品可用5%葡萄糖注射液、5%葡萄糖氯化钠注射液稀释	稀释液室温下可放置48小时	阿洛西林、阿莫西林、氨茶碱、苯唑西林、谷氨酸钠、磺苄西林、肌苷、硫喷妥钠、氯唑西林、美洛西林、萘夫西林、脑蛋白水解物、青霉素、清开灵注射液、乳酸钠、山梨醇铁、羧苄西林、头孢呋辛、头孢曲松、头孢曲松舒巴坦、头孢曲松他唑巴坦、头孢噻吩、头孢他啶、头孢他啶他唑巴坦、头孢唑林、右旋糖酐铁
去氧肾上腺素	静脉注射：本品临用前应先用灭菌注射用水稀释至1mg/ml，再用0.9%氯化钠注射液或5%葡萄糖注射液稀释	与0.9%氯化钠注射液配伍常温下可放置14天	硫喷妥钠、脑蛋白水解物、羧苄西林、头孢曲松、头孢曲松舒巴坦、头孢曲松他唑巴坦
肾上腺素	静脉滴注：本品以0.9%氯化钠注射液10ml稀释后静脉注射	稀释液可放置24小时	氨茶碱、氨苄西林、氨苄西林氯唑西林钠、氨苄西林钠舒巴坦钠、华法林、硫喷妥钠、美芬丁胺、糜蛋白酶、脑蛋白水解物、清开灵注射液、羧苄西林、碳酸氢钠、头孢曲松、头孢曲松舒巴坦、头孢曲松他唑巴坦、透明质酸酶
异丙肾上腺素	静脉滴注：将本品0.5～1mg溶于5%葡萄糖注射液200～300ml中缓慢静脉滴注	稀释液冷藏保存可放置24小时	清开灵注射液、羧苄西林、头孢曲松、头孢曲松舒巴坦、头孢曲松他唑巴坦

第六节　其他心血管用药

其他心血管用药注射剂配制、稳定性及其配伍禁忌见表3-6。

表 3-6　其他心血管用药注射剂配制、稳定性及其配伍禁忌

药品名称	配制方法	溶液、稀释液的稳定性	配伍禁忌
川芎嗪	静脉滴注：本品小容量注射液或粉针剂用5%～10%葡萄糖注射液或 0.9%氯化钠注射液 250～500ml 稀释	盐酸川芎嗪注射液 40mg 稀释于 100ml 5%葡萄糖注射液或 0.9%氯化钠注射液中，于 23～26℃和 38℃下 24 小时其性状、pH 及含量无明显变化，6 小时内不溶性微粒符合《中国药典》的规定	阿洛西林、阿昔洛韦、奥美拉唑、丹参注射液、灯盏花素、灯盏细辛、多烯磷脂酰胆碱、夫西地酸、呋塞米、复方丹参注射液、还原型谷胱甘肽、磺胺嘧啶、甲泼尼龙琥珀酸钠、硫辛酸、美洛西林、门冬氨酸钾镁、泮托拉唑、清开灵注射液、乳酸钠、疏血通、碳酸氢钠、头孢哌酮舒巴坦、香丹注射液、炎琥宁
丹参川芎嗪	静脉滴注：本品以5%～10%葡萄糖注射液或 0.9%氯化钠注射液 250～500ml 稀释	与大输液配伍可稳定 8 小时，针管内配伍可稳定 2 小时	灯盏花素、呋塞米、硫辛酸、脑蛋白水解物、炎琥宁
丹参酮ⅡA	静脉滴注：本品用 5%葡萄糖注射液或 0.9%氯化钠注射液 250～500ml 稀释后滴注	与大输液配伍可稳定 8 小时，针管内配伍可稳定 2 小时	阿贝卡星、阿米卡星、氨溴索、大观霉素、地贝卡星、法莫替丁、氟罗沙星、核糖霉素、环丙沙星、加替沙星、甲氯芬酯、卡那霉素、卡那霉素 B、克林霉素、链霉素、硫酸镁、洛美沙星、氯化镁、莫西沙星、奈替米星、脑蛋白水解物、诺氟沙星、帕珠沙星、培氟沙星、庆大霉素、庆大霉素甲氧苄啶、葡萄糖酸镁、妥布霉素、西咪替丁、西索米星、小诺米星、新霉素、氧氟沙星、依诺沙星、依替米星、异帕米星、紫霉素、左氧氟沙星
复合辅酶	1. 肌内注射：本品用0.9%氯化钠注射液1～2ml 溶解后肌内注射 2. 静脉滴注：加入 5%葡萄糖注射液中稀释后静脉滴注	与大输液配伍可稳定 8 小时，针管内配伍可稳定 2 小时	尚不明确
葛根素	静脉滴注：本品粉针剂或小容量注射液临用前以 5%葡萄糖注射液或 0.9%氯化钠注射液 250～500ml 溶解或稀释	配制后可保持 8 小时稳定	苯海拉明、吡硫醇、丙二醇、二丁酰环磷腺苷钙、肝素钙、硫酸镁、氯化钙、氯化钙溴化钠、氯化锶[89Sr]、氯化铊、门冬氨酸钾镁、萘普生、脑蛋白水解物、葡萄糖酸钙、葡萄糖酸锑钠、三磷酸腺苷二钠-氯化镁、山梨醇铁、铁羧葡胺、头孢曲松、头孢曲松舒巴坦、头孢曲松他唑巴坦、溴化钙、溴己新、亚锡甲氧异腈、亚锡喷替酸、亚锡葡庚糖酸钠、亚锡葡萄糖酸钙、亚锡双半胱氨酸、亚锡替曲膦、亚锡亚甲基二膦酸、亚锡右旋糖酐、亚叶酸钙、依降钙素、异甘草酸镁、右旋糖酐铁、蔗糖铁、左亚叶酸钙
环磷腺苷	1. 肌内注射：本品粉针剂 20mg 以 0.9%氯化钠注射液 2ml 溶解 2. 静脉注射：本品粉针剂或小容量注射液20mg 以 0.9%氯化钠注射液 20ml 溶解或稀释 3. 静脉滴注：本品粉针剂或小容量注射液40mg 以 5%葡萄糖注射液 250～500ml 溶解或稀释	与大输液配伍可稳定 8 小时，针管内配伍可稳定 2 小时	脑蛋白水解物

药品名称	配制方法	溶液、稀释液的稳定性	配伍禁忌
三磷酸腺苷	静脉滴注：本品可用 0.9%氯化钠注射液溶解	与大输液配伍可稳定 8 小时，针管内配伍可稳定 2 小时	长春西汀、环丙沙星、亮菌甲素、脑蛋白水解物、溴己新
银杏叶提取物	静脉滴注：加入 0.9%氯化钠注射液中稀释后使用	稀释液 24 小时内稳定	阿昔洛韦、氨茶碱、奥美拉唑、多巴酚丁胺、泮托拉唑、前列腺素 E_1、小牛血去蛋白提取物

第四章　呼吸系统用药

呼吸系统用药注射剂配制、稳定性及其配伍禁忌见表 4-1。

表 4-1　呼吸系统用药注射剂配制、稳定性及其配伍禁忌

药品名称	配制方法	溶液、稀释液的稳定性	配伍禁忌
氨茶碱	静脉给药：本品临用前需用 50%葡萄糖注射液稀释至浓度低于 25mg/ml，注射速度以不高于 10mg/min 为宜，亦可用 5%葡萄糖注射液稀释后缓慢静脉滴注	稀释后室温下可放置 48 小时，冷藏可放置 96 小时	阿米卡星、阿柔比星、氨苄西林、氨溴索、胺碘酮、奥沙利铂、表柔比星、丙嗪、博来霉素、布比卡因、茶苯海明、长春瑞滨、穿琥宁、促皮质素、丹参多酚酸盐、灯盏花素、碘解磷定、丁卡因、东莨菪碱、多巴胺、多巴酚丁胺、多沙普仑、酚妥拉明、呋喃硫胺、复方三维 B(Ⅱ)、骨肽、红花黄色素、环丙沙星、环磷腺苷葡胺、甲砜霉素、甲泼尼龙、甲硫氨酸维 B₁、间羟胺、肼屈嗪、可待因、克林霉素、罗哌卡因、洛美沙星、氯化琥珀胆碱、氯解磷定、吗啡、吗啡阿托品、美洛西林舒巴坦、美沙酮、美他多辛、咪达唑仑、纳洛酮、萘夫西林、尼卡地平、帕珠沙星、哌替啶、喷他佐辛、普鲁卡因、七叶皂苷、羟嗪、青霉素、清开灵注射液、去甲肾上腺素、柔红霉素、参附注射液、肾上腺素、四环素、他克莫司、替加环素、头孢吡肟、头孢呋辛、头孢米诺、头孢哌酮、头孢哌酮舒巴坦、头孢哌酮他唑巴坦、头孢噻吩、头孢噻利、头孢他啶、头孢替唑、头孢唑林、土霉素、万古霉素、维拉帕米、维生素 B₁、腺苷蛋氨酸、杏芎氯化钠、炎琥宁、胰岛素、乙酰谷酰胺、异丙嗪、异丙肾上腺素、银杏叶提取物、罂粟碱、荧光素、鱼精蛋白、左旋咪诺
氨溴索	1. 静脉注射：本品粉针剂以无菌注射用水 5ml 溶解 2. 静脉滴注：本品粉针剂的复溶液和本品小容量注射液以葡萄糖、果糖、0.9%氯化钠注射液或林格注射液稀释	与大输液配伍可稳定 8 小时，针管内配伍可稳定 2 小时	12 种复合维生素、阿莫西林克拉维酸钾、阿莫西林舒巴坦、阿奇霉素、埃索美拉唑、氨茶碱、奥美拉唑、穿心莲内酯、丹参酮ⅡA 磺酸钠、丹参注射液、丹红注射液、地塞米松磷酸钠、多索茶碱、多烯磷脂酰胆碱、夫西地酸、呋塞米、复方甘草酸苷、复方水溶性维生素、甘草酸二铵、谷氨酸钠、环丙沙星、磺苄西林、肌苷、加贝酯、甲泼尼龙琥珀酸钠、利福霉素、磷霉素、洛美沙星、吗啡、吗啡阿托品、美罗培南、美洛西林、门冬氨酸钾镁、帕瑞昔布、泮托拉唑、青霉素、清开灵注射液、热毒宁、痰热清、碳酸氢钠、头孢菌素类、托拉塞米、万古霉素、维生素 C、喜炎平、香丹注射液、亚胺培南西司他丁、炎琥宁、异甘草酸镁、鱼腥草注射液

续表

药品名称	配制方法	溶液、稀释液的稳定性	配伍禁忌
多索茶碱	1. 静脉注射：本品小容量注射液、粉针剂以5%葡萄糖注射液溶解并稀释至40ml 2. 静脉滴注：本品小容量注射液、粉针剂以5%葡萄糖注射液或0.9%氯化钠注射液100ml溶解并稀释	与大输液配伍可稳定8小时,针管内配伍可稳定2小时	尚不明确
二羟丙茶碱	静脉滴注：本品粉针剂或小容量注射液用5%或10%葡萄糖注射液稀释	与大输液配伍可稳定8小时,针管内配伍可稳定2小时。	阿洛西林、阿莫西林、氨苄西林舒巴坦、美洛西林
可待因	注射液可直接肌内或皮下注射	尚不明确	肝素、尿激酶
麻黄碱	静脉滴注：本品可用5%葡萄糖注射液,0.9%氯化钠注射液、果糖注射液、转化糖注射液等溶液稀释	与大输液配伍可稳定8小时,针管内配伍可稳定2小时	硫喷妥钠、脑蛋白水解物、人血白蛋白、羧苄西林、头孢曲松、头孢曲松舒巴坦、头孢曲松他唑巴坦、香丹注射液
糜蛋白酶	静脉滴注：本品粉针剂临用前以氯化钠注射液溶解	现配现用	青霉素、肾上腺素、乙酰半胱氨酸
沙丁胺醇	1. 静脉注射：用5%葡萄糖注射液20ml或0.9%氯化钠注射液20ml稀释后缓慢注射 2. 静脉滴注：用5%葡萄糖注射液100ml稀释后滴注	与大输液配伍可稳定8小时,针管内配伍可稳定2小时	苯巴比妥、硫喷妥钠、司可巴比妥、羧苄西林、戊巴比妥
特布他林	静脉滴注：本品注射液每0.25mg用0.9%氯化钠注射液100ml稀释。本品粉针剂每0.25mg用注射用水溶解,再用0.9%氯化钠注射液100ml稀释	25℃放置23天,特布他林没有损失	羧苄西林
细辛脑	静脉滴注:本品注射剂用5%或10%葡萄糖注射液稀释成0.01%～0.02%的溶液	与大输液配伍可稳定8小时,针管内配伍可稳定2小时	依达拉奉
溴己新	1. 肌内注射：本品粉针剂以注射用水2ml溶解 2. 静脉注射：本品粉针剂、小容量注射液以5%葡萄糖注射液稀释 3. 静脉滴注：本品粉针剂、小容量注射液以5%葡萄糖注射液稀释	与大输液配伍可稳定8小时,针管内配伍可稳定2小时	阿莫西林氟氯西林、阿莫西林克拉维酸钾、阿奇霉素、阿昔洛韦、氨苄西林、奥硝唑、地塞米松磷酸钠、呋塞米、葛根素、更昔洛韦、甲泼尼龙琥珀酸钠、兰索拉唑、磷霉素、磷酸肌酸钠、吗啡、吗啡阿托品、美罗培南、美洛西林舒巴坦、泮托拉唑、三磷酸胞苷二钠、碳酸氢钠、头孢拉定、头孢米诺、头孢哌酮舒巴坦、头孢替安、托拉塞米、注射用丹参

第五章　消化系统用药

第一节　H₂受体拮抗剂

H₂受体拮抗剂注射剂配制、稳定性及其配伍禁忌见表 5-1。

表 5-1　H₂受体拮抗剂注射剂配制、稳定性及其配伍禁忌

药品名称	配制方法	溶液、稀释液的稳定性	配伍禁忌
法莫替丁	1. 静脉注射：本品可缓慢静脉注射(在 2 分钟内)20mg，或经 15～30 分钟输注 2. 静脉滴注：本品临用前可以用 0.9%氯化钠注射液、5%葡萄糖注射液、10%葡萄糖注射液、乳酸钠林格注射液溶解并稀释	在25℃放置15天或在5℃放置63天，药物几乎没有损失	丹参酮ⅡA 磺酸钠、灯盏细辛、呋塞米、复方泛影葡胺、复方甘草酸苷、谷胱甘肽、还原型谷胱甘肽、甲泼尼龙、罗库溴铵、头孢呋辛、头孢哌酮、头孢哌酮舒巴坦、头孢匹胺、头孢噻吩、头孢他啶、头孢替唑、头孢唑林
雷尼替丁	1. 静脉注射：可以用 0.9%氯化钠注射液、5%葡萄糖注射液、10%葡萄糖注射液、乳酸钠林格注射液或 5%碳酸氢钠注射液稀释至浓度不超过 2.5mg/ml，注射速度不超过 4ml/min 2. 静脉滴注：稀释至浓度不超过 0.5mg/ml，滴注速度不超过 5～7ml/min	稀释后的本品可在室温下稳定48 小时	阿昔洛韦、丹参注射液、灯盏细辛注射液、地西泮、复方泛影葡胺、还原型谷胱甘肽、氯霉素、头孢呋辛、头孢噻吩、头孢噻肟、头孢他啶、头孢替唑、头孢唑林、香丹注射液
西咪替丁	1. 静脉注射：用 20ml 葡萄糖氯化钠注射液或 5%葡萄糖注射液稀释后缓慢注射，注射时间不少于 5 分钟 2. 静脉滴注：用 5%葡萄糖注射液或 0.9%氯化钠注射液或葡萄糖氯化钠注射液 250～500ml 稀释后静脉滴注	稀释液室温下 1 周内药物化学性质稳定	丹参酮ⅡA 磺酸钠、丹参注射液、灯盏细辛、碘他拉葡胺、多种微量元素、呋塞米、复方丹参注射液、复方泛影葡胺、谷胱甘肽、还原型谷胱甘肽、米卡芬净、热毒宁、痰热清、碳酸氢钠、头孢呋辛、头孢哌酮、头孢哌酮舒巴坦、头孢匹胺、头孢噻吩、头孢他啶、头孢替唑、头孢唑林、头孢唑肟

第二节　质子泵抑制剂

质子泵抑制剂注射剂配制、稳定性及其配伍禁忌见表 5-2。

表 5-2　质子泵抑制剂注射剂配制、稳定性及其配伍禁忌

药品名称	配制方法	溶液、稀释液的稳定性	配伍禁忌
埃索美拉唑	溶解于 0.9%氯化钠注射液 100ml 中静脉滴注	溶解后应在 12 小时内使用	氨溴索、白眉蛇毒血凝酶、长春西汀、复方氨基酸、果糖二磷酸钠、门冬氨酸钾镁、门冬氨酸鸟氨酸、钠钾钙镁葡萄糖、帕瑞昔布、生长抑素、万古霉素、维生素 B_6
奥美拉唑	静脉滴注：本品粉针剂以 0.9%氯化钠注射液或 5%葡萄糖注射液 100ml 溶解	以 0.9%氯化钠注射液溶解的药液应在 12 小时内使用，以 5%葡萄糖注射液溶解的药液应在 6 小时内使用	50%葡萄糖、阿柔比星、阿米卡星、阿奇霉素、阿替普酶、氨甲苯酸、氨溴索、昂丹司琼、奥硝唑、长春西汀、川芎嗪、丹参多酚酸盐、灯盏花素、地西泮、多巴胺、二乙酰氨乙酸乙二胺、酚磺乙胺、复方氨基酸、复方甘草酸苷、复方三维 B、桂哌齐特、果糖、果糖二磷酸钠、环丙沙星、甲砜霉素、甲氯芬酯、精氨酸、门冬氨酸钾镁、钠钾钙镁葡萄糖、奈替米星、葡萄糖酸钙、舒血宁、替硝唑、头孢孟多酯钠、头孢米诺、头孢哌酮舒巴坦、头孢他啶、万古霉素、维生素 B_6、维生素 C、亚胺培南西司他汀、银杏叶提取物、转化糖、转化糖电解质、左奥硝唑
兰索拉唑	用 0.9%氯化钠注射液（说明书）、5%葡萄糖注射液、乳酸钠林格注射液（国外资料）100ml 溶解后静脉滴注	用 5%葡萄糖注射溶解后应在 12 小时内使用，用 0.9%氯化钠注射液、乳酸钠林格注射液溶解后应在 24 小时内使用	氨甲苯酸、氨曲南、氨溴索、昂丹司琼、奥硝唑、棓丙酯、丙氨酰谷氨酰胺、长春西汀、丹参多酚酸盐、灯盏花素、二乙酰氨乙酸乙二胺、酚磺乙胺、酚妥拉明、复方氨基酸、复方三维 B（Ⅱ）、果糖二磷酸钠、还原型谷胱甘肽、甲硫胺维生素 B_1、甲氧氯普胺、精氨酸、苦碟子注射液、氯化钾、门冬氨酸钾镁、门冬氨酸鸟氨酸、咪达唑仑、葡萄糖酸钙、庆大霉素、柔红霉素、舒血宁、碳酸氢钠、头孢替安、脱氧核苷酸钠、维生素 B_6、溴己新、血凝酶、罂粟碱、注射用丹参、转化糖、左氧氟沙星
雷贝拉唑	用 5ml 无菌注射用水溶解 5～15 分钟，之后用 0.9%氯化钠注射液、5%葡萄糖注射液或葡萄糖氯化钠注射液稀释	稀释液在 12 小时内稳定	尚不明确
泮托拉唑	静脉滴注：本品临用前以 0.9%氯化钠注射液 10ml 注入冻干粉小瓶内，将溶解后的药液加入 0.9%氯化钠注射液 100～250ml 中稀释。静脉滴注要求 15～60 分钟滴完	本品溶解和稀释后必须在 4 小时内用完	10%氯化钠、10%葡萄糖加 0.9%氯化钠、3%氯化钠、5%氯化钠、5%葡萄糖加 0.9%氯化钠、5%转化糖、阿米卡星、阿奇霉素、阿柔比星、阿糖腺苷、艾司洛尔、氨苯甲酸、氨曲南、氨溴索、昂丹司琼、奥硝唑、白眉蛇毒血凝酶、丙帕他莫、长春西汀、川芎嗪、丹参多酚酸盐、碘解磷定、多巴胺、多索茶碱、多种微量元素、二乙酰氨乙酸乙二胺、酚磺乙胺、复方氨基酸、复方苦参、复方氯化钠、复方乳酸钠、复方右旋糖酐 40、甘露醇、更昔洛韦、谷氨酸钠、果糖、还原型谷胱甘肽、汉防己甲素、核黄素磷酸钠、红花黄色素、环丙沙星、混合糖电解质、肌苷、吉西他滨、甲硝唑磷酸二钠、甲氧氯普胺、卡络磺钠、克林霉素、林格、磷霉素、硫酸镁、硫辛酸、洛美沙星、氯化钾、木糖醇、钠钾钙镁葡萄糖、帕珠沙星、葡萄糖、羟乙基淀粉、庆大霉素、屈他维林、热毒宁、乳酸林格、乳酸钠、山梨醇、舒血宁、痰热清、碳酸氢钠、头孢孟多酯钠、托烷司琼、万古霉素、维生素 B_1、维生素 B_6、乌拉地尔、胸腺肽、依达拉奉、依诺沙星、依替米星、右旋糖酐 40、转化糖、左氧氟沙星

第三节　解　痉　药

解痉药注射剂配制、稳定性及其配伍禁忌见表5-3。

表5-3　解痉药注射剂配制、稳定性及其配伍禁忌

药品名称	配制方法	溶液、稀释液的稳定性	配伍禁忌
阿托品	静脉滴注:本品注射液用5%葡萄糖注射液稀释	阿托品与0.9%氯化钠注射液配伍,在PVC袋中可放置72小时	氨苄西林、氨苄西林氯唑西林、氨苄西林舒巴坦、肌苷、硫喷妥钠、香丹注射液
东莨菪碱	静脉滴注:本品可用5%葡萄糖注射液或0.9%氯化钠注射液稀释	稀释液可放置4小时	肌苷
间苯三酚	静脉滴注:本品注射剂用5%或10%葡萄糖注射液稀释	与大输液配伍可稳定8小时,针管内配伍可稳定2小时	尚不明确
山莨菪碱	静脉滴注:本品注射液每5~10mg以5%葡萄糖注射液200ml稀释	与大输液配伍可稳定8小时,针管内配伍可稳定2小时	地西泮

第四节　止　吐　药

止吐药注射剂配制、稳定性及其配伍禁忌见表5-4。

表5-4　止吐药注射剂配制、稳定性及其配伍禁忌

药品名称	配制方法	溶液、稀释液的稳定性	配伍禁忌
甲氧氯普胺	静脉滴注:本品临用前以0.9%氯化钠注射液、5%葡萄糖注射液、葡萄糖氯化钠注射液、林格注射液、乳酸钠林格注射液稀释	稀释后的本品注射液可在室温下避光保存24小时,用0.9%氯化钠注射液稀释后的本品在冷冻下可保存4周	阿昔洛韦、安吖啶、氨苄西林、氨甲环酸、别嘌醇、丙泊酚、多柔比星脂质体、夫西地酸、呋塞米、氟尿嘧啶、氟氯西林、核黄素磷酸钠、红霉素、甲氨蝶呤、兰索拉唑、两性霉素B胆固醇复合物、氯霉素、帕瑞昔布、葡萄糖酸钙、青霉素、顺铂、四环素、碳酸氢钠、头孢吡肟、头孢哌酮他唑巴坦、头孢匹胺、头孢噻吩、香丹注射液、左氧氟沙星

第五节　肝　病　用　药

肝病用药注射剂配制、稳定性及其配伍禁忌见表5-5。

表5-5　肝病用药注射剂配制、稳定性及其配伍禁忌

药品名称	配制方法	溶液、稀释液的稳定性	配伍禁忌
促肝细胞生长素	静脉滴注:①本品粉针剂80~120mg以10%葡萄糖注射液250ml或500ml稀释。②本品注射液120μg以10%葡萄糖注射液稀释	与大输液配伍可稳定8小时,针管内配伍可稳定2小时	前列地尔

药品名称	配制方法	溶液、稀释液的稳定性	配伍禁忌
多烯磷脂酰胆碱	静脉滴注：本品注射液临用前可用不含电解质的葡萄糖注射液（如 5%葡萄糖注射液、10%葡萄糖注射液、5%木糖醇注射液）稀释，严禁用电解质溶液（如0.9%氯化钠注射液、林格注射液）稀释。若用其他输液配制，混合液pH 不得低于 7.5，且配制好的溶液在滴注过程中应保持澄清	与大输液配伍可稳定 8 小时，针管内配伍可稳定 2 小时	氨甲苯酸、氨溴索、奥硝唑、桤丙酯、丁二磺酸腺苷蛋氨酸、多索茶碱、呋塞米、复方氨基酸、复方醋酸钠、复方电解质、复方氯化钠、复方乳酸钠、果糖二磷酸钠、混合糖电解质、加贝酯、甲氯芬酯、精氨酸、卡泊芬净、硫普罗宁、硫酸镁、氯化钙、氯化钙溴化钠、氯化钾、氯化钠、钠钾钙镁葡萄糖、奈替米星、葡萄糖氯化钠、葡萄糖酸钙、乳酸钠林格、碳酸氢钠、头孢曲松、万古霉素、维生素 B$_6$、腺苷蛋氨酸、转化糖电解质
复方二氯醋酸二异丙胺	静脉滴注：本品临用前用 5%或 10%葡萄糖注射液或 0.9%氯化钠注射液稀释至适量（50～100ml）后滴注	尚不明确	尚不明确
甘草酸二铵	静脉滴注：①本品粉针剂先以注射用水溶解，再用 10%葡萄糖注射液250ml 稀释后缓慢滴注。②本品小容量注射液以 10%葡萄糖注射液 250ml 稀释后缓慢滴注	与大输液配伍可稳定 8 小时，针管内配伍可稳定 2 小时	阿米卡星、氟罗沙星、冠心宁注射液、环丙沙星、加替沙星、奈替米星、培氟沙星、庆大霉素、舒洛地特、依替米星、左氧氟沙星
肝水解肽	1. 肌内注射：本品粉针剂应以注射用水 2ml 溶解后注射 2. 静脉滴注：本品应以 5%或 10%葡萄糖注射液 250ml 或 500ml 稀释后缓慢滴注	与大输液配伍可稳定 8 小时，针管内配伍可稳定 2 小时	对氨基水杨酸
苦参素	静脉滴注：本品粉针剂或小容量注射液以 5%葡萄糖注射液或 0.9%氯化钠注射液100～250ml 稀释	与大输液配伍可稳定 8 小时，针管内配伍可稳定 2 小时	注射用丹参
亮菌甲素	1. 肌内注射：本品粉针剂 1mg 以 1ml 0.9%氯化钠注射液溶解 2. 静脉滴注：本品注射液或粉针剂以 5%葡萄糖注射液或 0.9%氯化钠注射液稀释	尚不明确	奥美拉唑、肌苷、硫普罗宁、泮托拉唑、三磷酸腺苷二钠、转化糖电解质

续表

药品名称	配制方法	溶液、稀释液的稳定性	配伍禁忌
硫普罗宁	静脉滴注：①本品注射液 200mg 临用前以 250～500ml 的 5%～10%葡萄糖注射液或 0.9%氯化钠注射液稀释。②本品粉针剂 100mg 临用前先以 2ml 的 5%碳酸氢钠注射液溶解，再以 5%～10%的葡萄糖注射液或 0.9%氯化钠注射液 250～500ml 稀释	与大输液配伍可稳定 8 小时，针管内配伍可稳定 2 小时	阿洛西林、氨溴索、重组人胰岛素、灯盏花素、多烯磷脂酰胆碱、利福霉素、亮甲菌素、美洛西林、门冬胰岛素、痰热清、头孢地嗪、头孢哌酮、头孢哌酮舒巴坦、头孢匹胺、头孢替唑、炎琥宁
门冬氨酸鸟氨酸	静脉滴注：本品粉针剂先以注射用水溶解，再加入到 0.9%氯化钠注射液或 5%、10%葡萄糖注射液中稀释。最终药液浓度不超过 2%	与大输液配伍可稳定 8 小时，针管内配伍可稳定 2 小时	尚不明确
葡醛内酯	本品注射液无须稀释，直接肌内注射或静脉注射：用葡醛酸钠（1.33g 相当于葡醛内酯 1g）每次 0.133～0.266g	与大输液配伍可稳定 8 小时，针管内配伍可稳定 2 小时	尚不明确
腺苷蛋氨酸	静脉滴注：本品粉针剂须在临用前用所附溶剂溶解	本品注射剂溶解后，保存时间不应超过 6 小时	阿洛西林、氨茶碱、奥美拉唑、醋酸钙、多烯磷脂酰胆碱、二丁酰环磷腺苷钙、法莫替丁、泛酸钙、夫西地酸、呋塞米、复方甘草酸苷、肝素钙、谷氨酸钙、谷氨酸钠、果糖酸钙、核糖核酸Ⅱ、甲泼尼龙琥珀酸钠、氯化钙、氯化钙溴化钠、美洛西林、门冬氨酸钙、莫西沙星、钠钾镁钙葡萄糖、哌拉西林他唑巴坦、葡庚糖酸钙、葡萄糖酸钙、乳酸钙、乳酸钠、碳酸氢钠、头孢地嗪、头孢甲肟、头孢哌酮舒巴坦、万古霉素、亚锡葡萄糖酸钙、亚叶酸钙、依地酸钙钠、异甘草酸镁、左亚叶酸钙
异甘草酸镁	静脉滴注：本品注射液以 10%葡萄糖注射液或 5%葡萄糖注射液或 0.9%氯化钠注射液 250ml 或 100ml 稀释	与大输液配伍可稳定 8 小时，针管内配伍可稳定 2 小时	阿魏酸钠、氨溴索、昂丹司琼、灯盏细辛、多西环素、氟罗沙星、葛根素、环丙沙星、加替沙星、卡泊芬净、磷霉素、洛美沙星、氯膦酸二钠、吗啡、诺氟沙星、帕珠沙星、培氟沙星、四环素、替加氟、头孢孟多酯钠、腺苷蛋氨酸、依诺沙星、乙酰半胱氨酸、左氧氟沙星

第六节　胰腺炎用药

胰腺炎用药注射剂配制、稳定性及其配伍禁忌见表 5-6。

表 5-6　胰腺炎用药注射剂配制、稳定性及其配伍禁忌

药品名称	配制方法	溶液、稀释液的稳定性	配伍禁忌
加贝酯	静脉滴注：本品粉针剂以 5ml 注射用水溶解，再以 5%葡萄糖注射液或林格注射液 500ml 稀释	现配现用	氨溴索、丹参酮ⅡA磺酸钠、多烯磷脂酰胆碱、复方甘草酸苷、米卡芬净、哌拉西林舒巴坦、哌拉西林他唑巴坦、替考拉宁、头孢地嗪、头孢哌酮、头孢哌酮舒巴坦、头孢匹胺、头孢噻利、乌司他丁、腺苷蛋氨酸
乌司他丁	1. 静脉注射：本品 10 万U用0.9%氯化钠注射液 5～10ml 溶解。溶解后应迅速使用 2. 静脉滴注：本品 10 万U用5%葡萄糖注射液或 0.9%氯化钠注射液 500ml 溶解。溶解后应迅速使用	与大输液配伍可稳定 8 小时，针管内配伍可稳定 2 小时	复方氨基酸、加贝酯、抗人淋巴细胞免疫球蛋白、狂犬病人免疫球蛋白、破伤风人免疫球蛋白、人免疫球蛋白、乙型肝炎人免疫球蛋白

第七节　其他消化系统用药

其他消化系统用药注射剂配制、稳定性及其配伍禁忌见表 5-7。

表 5-7　其他消化系统用药注射剂配制、稳定性及其配伍禁忌

药品名称	配制方法	溶液、稀释液的稳定性	配伍禁忌
奥曲肽	静脉滴注：本品临用前用 0.9%氯化钠注射液或葡萄糖注射液稀释	本品药液配制后应立即使用，如不立即使用，可保存于 2～8℃条件下。本品重新配制药液、用溶媒稀释药液于冰箱保存直至用药结束时间不应超过 24 小时	苄星青霉素、地西泮、二氮嗪、氯氮䓬、尼可刹米、头孢替安、硝酸甘油、胰岛素
辅酶 A	1. 肌内注射：本品粉针剂临用前以 0.9%氯化钠注射液2ml 溶解 2. 静脉滴注：本品粉针剂临用前以 5%葡萄糖注射液 500ml 溶解	与大输液配伍可稳定 8 小时，针管内配伍可稳定 2 小时	参附注射液
聚桂醇	直接注射	尚不明确	尚不明确
生长抑素	静脉滴注：连续给药前，须用本品 3mg 配备够使用 12 小时的药液（溶剂可为 0.9%氯化钠注射液或 5%葡萄糖注射液）。给药期间应不间断地输入，换药间隔不宜超过 3 分钟。可通过输液泵给药	与大输液配伍可稳定 8 小时，针管内配伍可稳定 2 小时	埃索美拉唑、果糖

第六章　泌尿系统用药

泌尿系统用药注射剂配制、稳定性及其配伍禁忌见表 6-1。

表 6-1　泌尿系统用药注射剂配制、稳定性及其配伍禁忌

药品名称	配制方法	溶液、稀释液的稳定性	配伍禁忌
布美他尼	1. 肌内注射：本品粉针剂以适量注射用水溶解至浓度为 0.25～0.5mg/ml。注射液可直接注射 2. 静脉注射：本品粉针剂以适量注射用水溶解至浓度为 0.1mg/ml。注射液可直接静脉注射 3. 静脉滴注：用 5%葡萄糖注射液或 0.9%氯化钠注射液、林格注射液稀释后进行静脉滴注	与大输液配伍可稳定 8 小时，针管内配伍可稳定 2 小时	多巴酚丁胺、重组人脑利钠肽、雷莫司琼、奈西立肽
呋塞米	静脉滴注：本品注射液或粉针剂临用前用 0.9%氯化钠注射液稀释	呋塞米与葡萄糖氯化钠混合后 4 小时内，无外观及物理性质改变	TPN、阿奇霉素、艾司洛尔、安吖啶、氨力农、氨溴索、胺碘酮、昂丹司琼、奥硝唑、苯海拉明、丙氯嗪、长春碱、长春瑞滨、长春西汀、长春新碱、重组人脑利钠肽、川芎嗪、丹参川芎嗪、地尔硫䓬、地西泮、地佐辛、丁丙诺啡、多巴胺、多巴酚丁胺、多柔比星、多沙普仑、多烯磷脂酰胆碱、莪术油、法莫替丁、非格司亭、酚妥拉明、氟康唑、氟罗沙星、氟哌利多、复方氨基酸、果糖、果糖二磷酸钠、汉防己甲素、红霉素、环丙沙星、肌苷、吉西他滨、加替沙星、甲氧苄啶、甲氧氯普胺、间羟胺、肼屈嗪、奎尼丁、拉贝洛尔、兰索拉唑、硫喷妥钠、硫普罗宁、罗库溴铵、洛贝林、吗啡、美索巴莫、咪达唑仑、米力农、莫西沙星、奈替米星、奈西立肽、尼卡地平、帕珠沙星、哌替啶、泮库溴铵、葡萄糖、庆大霉素、去甲万古霉素、妥布霉素、万古霉素、维库溴铵、维生素 B_1、乌拉地尔、西咪替丁、腺苷蛋氨酸、小诺米星、溴己新、伊达比星、依诺沙星、依替巴肽、异丙嗪、异丙肾上腺素、银杏叶提取物、罂粟碱、转化糖电解质、左西孟旦、左氧氟沙星
甘露醇	静脉滴注：本品可用 5%葡萄糖注射液稀释	甘露醇与 5%葡萄糖注射液混合后 4 小时内，无外观及物理性质改变	阿米卡星、阿扎司琼、丹红注射液、地塞米松磷酸钠、地西泮、多柔比星脂质体、非格司亭、含电解质注射液、拉氧头孢、雷莫司琼、利多卡因、利奈唑胺、氯化钾、氯化钠、帕珠沙星、泮托拉唑、普鲁卡因、普鲁卡因肾上腺素、头孢吡肟、硝酸甘油、亚胺培南西司他丁

药品名称	配制方法	溶液、稀释液的稳定性	配伍禁忌
加压素	静脉滴注：可用葡萄糖注射液或氯化钠注射液等稀释	与大输液配伍可稳定 8 小时，针管内配伍可稳定 2 小时	尚不明确
去氨加压素	静脉滴注：本品可用 0.9%氯化钠注射液 50～100ml 稀释后使用	与大输液配伍可稳定 8 小时，针管内配伍可稳定 2 小时	重组人胰岛素、甲泼尼龙琥珀酸钠、精蛋白锌重组人胰岛素、门冬胰岛素、胰岛素
山梨醇	静脉滴注：本品可用 5%葡萄糖注射液稀释	山梨醇与 5%葡萄糖注射液混合后 4 小时内，无外观及物理性质改变	泮托拉唑
托拉塞米	1. 静脉注射：本品注射液无须稀释；本品粉针剂以 5%葡萄糖注射液或 0.9%氯化钠注射液溶解　2. 静脉滴注：本品注射液以 5%葡萄糖注射液或 0.9%氯化钠注射液稀释	与大输液配伍可稳定 8 小时，针管内配伍可稳定 2 小时	氨溴索、长春西汀、丹参多酚酸盐、多巴胺、多巴酚丁胺、红花黄色素、脑蛋白水解物、帕珠沙星、青霉素、参芎葡萄糖、溴己新
依他尼酸	静脉滴注：本品临用前用 0.9%氯化钠注射液或 5%葡萄糖注射液稀释	与大输液配伍可稳定 8 小时，针管内配伍可稳定 2 小时	重组人脑利钠肽、肌苷、奈西立肽
乙酰唑胺	静脉滴注：本品可用 5%葡萄糖注射液或 0.9%氯化钠注射液等稀释	与大输液配伍可稳定 8 小时，针管内配伍可稳定 2 小时	米卡芬净

第七章　血液系统用药

第一节　抗 贫 血 药

抗贫血药注射剂配制、稳定性及其配伍禁忌见表7-1。

表7-1　抗贫血药注射剂配制、稳定性及其配伍禁忌

药品名称	配制方法	溶液、稀释液的稳定性	配伍禁忌
促红素	用灭菌注射用水溶解后使用	尚不明确	尚不明确
非格司亭	静脉滴注：本品使用前应避免振荡，因振荡后起泡可减少实际吸入注射器的剂量。本品供静脉给药时须用5%葡萄糖注射液稀释，浓度≥15μg/ml；如本品的终浓度<15μg/ml，须在加入本品之前于5%葡萄糖注射液中先加入终浓度为0.2%的人血白蛋白，以避免输液系统对本品的吸附	配制后的药液可于室温下保存24小时	丙氯拉嗪、放线菌素D、呋塞米、氟尿嘧啶、甘露醇、肝素、甲泼尼龙、甲硝唑、克林霉素、两性霉素B、哌拉西林、庆大霉素、塞替派、丝裂霉素、头孢吡肟、头孢呋辛、头孢哌酮、头孢曲松、头孢噻肟、头孢唑肟、亚胺培南、依托泊苷
肌苷	静脉滴注：本品粉针剂以少量5%葡萄糖注射液或0.9%氯化钠注射液溶解后，加入到5%葡萄糖注射液或0.9%氯化钠注射液中	与大输液配伍8小时内稳定，针管内配伍2小时内稳定	阿糖胞苷、阿托品、氨溴索、昂丹司琼、苯海拉明、苯妥英、布鲁氏菌疫苗、长春西汀、长春新碱、促皮质素、丹参多酚酸盐、灯盏花素注射剂、丁卡因、东莨菪碱、短棒状杆菌、多巴酚丁胺、二氮嗪、呋塞米、霍乱-伤寒-副伤寒菌苗、奎宁、利血平、亮菌甲素、硫喷妥钠、洛贝林、氯苯那敏、氯丙嗪、氯氮䓬、氯霉素、麦角新碱、泮托拉唑、破伤风类毒素混合制剂、普鲁卡因、清开灵注射剂、去甲肾上腺素、舒血宁、双嘧达莫、四环素、万古霉素、维生素B$_{12}$、维生素B$_2$、吸附白喉破伤风联合疫苗、细胞色素C、香丹注射剂、硝普钠、依他尼酸、异丙嗪、左旋多巴
罗米司亭	皮下注射：本品仅能用0.9%氯化钠注射液稀释，稀释至125μg/ml后皮下注射	在原容器内稀释后化学性质在2~8℃下24小时稳定，但是微生物学只支持稀释后立即使用	禁止本品与其他药品混合
沙格司亭	静脉滴注：本品可用5%葡萄糖注射液稀释	尚不明确	阿昔洛韦、安吖啶、氨苄西林、氨苄西林舒巴坦、昂丹司琼、氟哌啶醇、更昔洛韦、甲泼尼龙、劳拉西泮、两性霉素B、氯丙嗪、吗啡、纳布啡、哌拉西林、羟嗪、氢化可的松、氢吗啡酮、丝裂霉素、碳酸氢钠、头孢尼西、头孢哌酮、妥布霉素、亚胺培南西司他汀、伊达比星

药品名称	配制方法	溶液、稀释液的稳定性	配伍禁忌
山梨醇铁	肌内注射，无须配制	尚不明确	12 种复合维生素、多西环素、酚妥拉明、氟罗沙星、复方水溶性维生素、葛根素、氯膦酸二钠、吗啡、吗啡阿托品、美他多辛、去甲肾上腺素、维生素 C、乙酰半胱氨酸、左氧氟沙星
维生素 B$_{12}$	本品注射液直接肌内注射 静脉滴注：可用 5%葡萄糖注射液或 0.9%氯化钠注射液等稀释	与大输液配伍 8 小时以内稳定，针管内配伍 2 小时以内稳定	12 种复合维生素、阿洛西林、阿莫西林、氨苄西林、氨苄西林氯唑西林、氨苄西林舒巴坦钠、苯唑西林、低分子右旋糖酐、复方水溶性维生素、还原型谷胱甘肽、华法林、磺苄西林、肌苷、氯唑西林、美洛西林、萘夫西林、脑蛋白水解物、青霉素、清开灵注射液、羧苄西林、头孢吡肟、头孢地嗪、头孢呋辛、头孢磺啶、头孢甲肟、头孢拉定、头孢硫脒、头孢美唑、头孢孟多酯钠、头孢米诺、头孢尼西、头孢哌酮、头孢哌酮舒巴坦、头孢哌酮他唑巴坦、头孢匹胺、头孢匹林、头孢匹罗、头孢曲松、头孢曲松舒巴坦、头孢曲松他唑巴坦、头孢噻啶、头孢噻吩、头孢噻利、头孢噻肟、头孢噻肟舒巴坦、头孢他啶、头孢替安、头孢替唑、头孢西丁、头孢西酮、头孢乙腈、头孢唑林、头孢唑南、头孢唑肟、维生素 C、维生素 K$_1$、右旋糖酐
腺苷钴胺	肌内注射：临用前将本品粉针剂以适量灭菌注射用水溶解，注射液可直接肌内注射	现配现用	12 种复合维生素、阿洛西林、阿莫西林、氨苄西林、氨苄西林氯唑西林、氨苄西林舒巴坦钠、苯唑西林、低分子右旋糖酐、复方水溶性维生素、还原型谷胱甘肽、华法林、磺苄西林、肌苷、氯丙嗪、氯唑西林、美洛西林、萘夫西林、脑蛋白水解物、葡萄糖、青霉素、清开灵注射液、羧苄西林、头孢吡肟、头孢地嗪、头孢呋辛、头孢磺啶、头孢甲肟、头孢拉定、头孢硫脒、头孢美唑、头孢孟多酯钠、头孢米诺、头孢尼西、头孢哌酮、头孢哌酮舒巴坦、头孢哌酮他唑巴坦、头孢匹胺、头孢匹林、头孢匹罗、头孢曲松、头孢曲松舒巴坦钠、头孢曲松他唑巴坦、头孢噻啶、头孢噻吩、头孢噻利、头孢噻肟、头孢噻肟舒巴坦、头孢他啶、头孢替安、头孢替唑、头孢西丁、头孢西酮、头孢乙腈、头孢唑林、头孢唑南、头孢唑肟、维生素 C、维生素 K$_1$
叶酸	肌内注射：本品粉针剂以 1～2ml 注射用水溶解，终浓度 ≤ 15mg/ml	稀释后 4 小时内，无外观及物理性质改变	阿洛西林、阿莫西林、氨苄西林、氨苄西林氯唑西林、氨苄西林舒巴坦、苯唑西林、多沙普仑、磺苄西林、氯唑西林、美洛西林、青霉素、羧苄西林、头孢吡肟、头孢地嗪、头孢呋辛、头孢甲肟、头孢克肟、头孢拉定、头孢硫脒、头孢美唑、头孢孟多酯钠、头孢米诺、头孢尼西、头孢哌酮、头孢哌酮舒巴坦、头孢哌酮他唑巴坦、头孢匹胺、头孢匹林、头孢匹罗、头孢曲松、头孢曲松舒巴坦、头孢曲松他唑巴坦、头孢噻啶、头孢噻吩、头孢噻利、头孢噻肟、头孢噻肟舒巴坦、头孢他啶、头孢他啶他唑巴坦、头孢替安、头孢替唑、头孢西丁、头孢西酮、头孢乙腈、头孢唑林、头孢唑南、头孢唑肟、维生素 B$_2$

药品名称	配制方法	溶液、稀释液的稳定性	配伍禁忌
右旋糖酐铁	1.静脉注射：将本品注射液100～200mg用0.9%氯化钠注射液或5%葡萄糖注射液10～20ml稀释 2.静脉滴注：将本品注射液100～200mg用0.9%氯化钠注射液或5%葡萄糖注射液稀释至100ml。总补铁剂量为20mg/kg时，可采用总剂量滴注的方式给药，将本品用0.9%氯化钠注射液或5%葡萄糖注射液500ml稀释	与大输液配伍可稳定8小时，针管内配伍可稳定2小时	12种复合维生素、阿莫西林克拉维酸、多西环素、酚妥拉明、氟罗沙星、复方水溶性维生素、葛根素、氯膦酸二钠、吗啡、吗啡阿托品、美他多辛、去甲肾上腺素、维生素C、乙酰半胱氨酸、左氧氟沙星
蔗糖铁	1.静脉注射：本品粉针剂用注射用水5ml溶解 2.静脉滴注：本品注射液1ml最多用0.9%氯化钠注射液20ml稀释；本品粉针剂用注射用水5ml溶解后，再以0.9%氯化钠注射液稀释	本品打开后应立即使用，如果在日光中4～25℃的温度下储存，0.9%氯化钠注射液稀释后的本品应在12小时内使用	12种复合维生素、多西环素、酚妥拉明、氟罗沙星、复方水溶性维生素、葛根素、磷霉素、氯膦酸二钠、吗啡、吗啡阿托品、美他多辛、葡萄糖、维生素C、乙酰半胱氨酸、左氧氟沙星

第二节　止　血　药

止血药注射剂配制、稳定性及其配伍禁忌见表7-2。

表7-2　止血药注射剂配制、稳定性及其配伍禁忌

药品名称	配制方法	溶液、稀释液的稳定性	配伍禁忌
氨基己酸	静脉滴注：本品小容量注射液每4～6g以5%～10%葡萄糖注射液或0.9%氯化钠注射液100ml稀释	23℃下24小时稳定，但葡萄糖注射液中呈黄色	酚磺乙胺
氨甲苯酸	静脉滴注：本品粉针剂和小容量注射液以0.9%氯化钠注射液或5%葡萄糖注射液100ml溶解稀释后缓慢静脉滴注	氨甲苯酸与10%葡萄糖混合后4小时内无外观及物理性质改变	阿替普酶、奥美拉唑、巴曲酶、多烯磷脂酰胆碱、夫西地酸、呋塞米、蝮蛇抗栓酶、降纤酶、兰索拉唑、链激酶、尿激酶、凝血酶原复合物、帕瑞昔布、泮托拉唑、葡激酶、青霉素、清开灵注射剂、瑞替普酶、头孢呋辛、纤溶酶
氨甲环酸	静脉滴注：一次0.25～0.5g，以5%～10%葡萄糖注射液、0.9%氯化钠注射液、果糖注射液等稀释后静脉滴注	稀释液可稳定8小时以上	阿替普酶、奥美拉唑、巴曲酶、多种微量元素、蝮蛇抗栓酶、甲氧氯普胺、降纤酶、链激酶、咪达唑仑、尼卡地平、尿激酶、葡激酶、青霉素、人纤溶酶、瑞替普酶、痰热清、纤溶酶

药品名称	配制方法	溶液、稀释液的稳定性	配伍禁忌
白眉蛇毒血凝酶	静脉注射：注射用白眉蛇毒血凝酶治疗咯血时，加入 10ml 的 0.9%氯化钠注射液中注射	针管内可稳定 2 小时以上	埃索美拉唑、奥美拉唑、丹参注射剂、泮托拉唑、人血白蛋白
重组人血小板生成素	注射液直接皮下注射	拆封后立即使用	尚不明确
酚磺乙胺	1. 肌内/静脉注射：本品粉针剂和小容量注射液以灭菌 0.9%氯化钠注射液溶解。肌内注射液的浓度不得超过 0.1g/ml 2. 静脉滴注：本品粉针剂和小容量注射液以 0.9%氯化钠注射液或 5%葡萄糖注射液稀释	与大输液配伍可稳定 8 小时，针管内配伍可稳定 2 小时	阿莫西林、阿莫西林氟氯西林、氨基己酸、氨基酸、丙氨酰谷氨酰、地塞米松、夫西地酸、复方氨基酸、精氨酸、赖氨酸、兰索拉唑、泮托拉唑、碳酸氢钠、头孢孟多
甲萘氢醌亚硫酸氢钠	静脉滴注：本品可用 5%葡萄糖注射液或 0.9%氯化钠注射液等稀释	尚不明确	清开灵注射剂
尖吻蝮蛇血凝酶	静脉注射：每 2U(2 瓶) 用 1ml 注射用水溶解，缓慢静脉注射，注射时间不少于 1 分钟	针管内可稳定 2 小时以上	丹参注射剂、人血白蛋白
凝血酶原复合物	静脉滴注：冻干人凝血酶原复合物可用 0.9%氯化钠注射液或 5%葡萄糖注射液稀释成 50～100ml，然后用带有滤网装置的输液器进行静脉滴注。滴注速度开始要缓慢，15 分钟后稍加快滴注速度，一般每瓶 200U 在 30～60 分钟滴完	溶解后立即使用，通常放置不超过 3 小时	阿莫西林、阿莫西林克拉维酸钾、氨苯甲酸、抗人 T 细胞兔免疫球蛋白、抗人淋巴细胞免疫球蛋白、哌拉西林钠他唑巴坦钠、齐多夫定、瑞芬太尼、替卡西林克拉维酸钾、脂肪乳氨基酸葡萄糖
凝血因子Ⅶa	用本品注射剂附带的注射用水溶解后静脉注射	溶液在 25℃存放时，其理化性质在 24 小时内是稳定的，但从微生物学的角度出发，本品配成溶液后，应立即使用	不得与其他药物混合
凝血因子Ⅸ	用附带的溶剂稀释后静脉注射	配制好的最终溶液应立即使用或在配好后 3 小时内使用，3 小时后必须将剩余药液全部丢弃	不得与其他药物混合
凝血因子Ⅹ	用附带的溶剂稀释后静脉注射	配制好的最终溶液应立即使用	不得与其他药物混合

药品名称	配制方法	溶液、稀释液的稳定性	配伍禁忌
人凝血因子Ⅷ	静脉滴注：用前应先将25～37℃的5%葡萄糖注射液按瓶签的标示量注入瓶内（制品刚从冰箱取出或在冬季温度较低时应特别注意使制品温度升高到25～37℃后进行溶解，否则易析出沉淀），轻轻摇动，使制品完全溶解，然后用带有滤网装置的输血器进行静脉滴注，滴注速度一般以每分钟60滴左右为宜	注射剂制品溶解后应立即使用，并在1小时内输完，不得放置	阿莫西林、阿莫西林克拉维酸钾、氨苄西林舒巴坦、抗人T细胞兔免疫球蛋白、抗人淋巴细胞免疫球蛋白、哌拉西林他唑巴坦、瑞芬太尼、替卡西林克拉维酸钾、脂肪乳氨基酸葡萄糖
肾上腺色腙	1. 肌内注射：注射液可直接注射 2. 静脉滴注：每次60～80mg，加入输液（如0.9%氯化钠注射液）中静脉滴注	5%碳酸氢钠与肾上腺色腙混合后4小时内无外观及物理性质改变	多西环素、金霉素、米诺环素、尼卡地平、青霉素、四环素、替加环素、土霉素
维生素K₁	静脉滴注：本品可用5%葡萄糖注射液或0.9%氯化钠注射液等稀释	现配现用	12种复合维生素、苯妥英、低分子右旋糖酐、多巴酚丁胺、复合磷酸氢钾、雷尼替丁、脑蛋白水解物、清开灵注射剂、维生素B₁₂、维生素C
纤维蛋白原浓缩物	静脉滴注：使用前先将人纤维蛋白原及灭菌注射用水预温至30～37℃，然后按瓶签标示量（25ml）注入预温的灭菌注射用水，置于30～37℃水浴中，轻轻摇动使制品全部溶解（切忌剧烈振摇以免蛋白变性）。用带有滤网装置的输液器进行静脉滴注。滴注速度一般以每分钟40～60滴为宜	临用前稀释	阿莫西林、氨苄西林、抗人T细胞兔免疫球蛋白、抗人淋巴细胞免疫球蛋白、哌拉西林、人血白蛋白、瑞芬太尼、替卡西林克拉维酸、脂肪乳氨基酸葡萄糖
血凝酶	1. 静脉注射：一般出血用1～2U，皮下和肌内注射同静脉滴注 2. 静脉滴注：蛇毒血凝酶静脉给药时可用0.9%氯化钠注射液10～100m进一步稀释	针管内可稳定2小时以上	埃索美拉唑、丹参注射剂、地塞米松、兰索拉唑、人血白蛋白、左氧氟沙星

续表

药品名称	配制方法	溶液、稀释液的稳定性	配伍禁忌
抑肽酶	静脉给药：一次 840～1120U，在体外循环前全量一次性加入预充液中。注射前可用 5%葡萄糖注射液、0.9%氯化钠注射液、葡萄糖氯化钠注射液和半浓度林格注射液、半浓度乳酸钠林格注射液稀释	与大输液配伍可稳定 8 小时，针管内配伍可稳定 2 小时	阿莫西林克拉维酸、阿莫西林钠舒巴坦、氨苄西林钠舒巴坦、氨曲南、倍他米松、比阿培南、达肝素、地塞米松、复方氨基酸、复方倍他米松、肝素、甲泼尼龙琥珀酸钠、精氨酸、可的松、拉氧头孢、赖氨酸、美罗培南、美洛西林舒巴坦、哌拉西林舒巴坦、哌拉西林他唑巴坦、泼尼松龙、氢化可的松、曲安奈德、舒巴坦、四环素类、替卡西林克拉维酸钾、头孢米诺、头孢哌酮、头孢哌酮舒巴坦、头孢哌酮他唑巴坦、头孢替安、亚胺培南西司他丁、依诺肝素、脂肪乳
鱼精蛋白	1. 静脉注射：用量根据最后 1 次的肝素用量计算(1mg 本品可中和 100U 肝素)，一般用其 1%的注射液，单次用量不超过 25mg，缓慢注射 2. 静脉滴注：一日 5～8mg/kg，分 2 次给药，间隔 6 小时。每次以 0.9%氯化钠注射液 300～500ml 稀释，3 日后剂量减半。单次用量不超过 25mg	鱼精蛋白与 10%葡萄糖注射液混合后 4 小时内无外观及物理性质改变	阿莫西林克拉维酸钾、氨茶碱、甲硝唑、人血白蛋白、乳酸钠、舒肝宁注射液、碳酸氢钠、替卡西林克拉维酸钾、头孢孟多

第三节　抗 凝 血 药

抗凝血药注射剂配制、稳定性及其配伍禁忌见表 7-3。

表 7-3　抗凝血药注射剂配制、稳定性及其配伍禁忌

药品名称	配制方法	溶液、稀释液的稳定性	配伍禁忌
阿加曲班	静脉滴注：本品注射液应以 0.9%氯化钠注射液、5%葡萄糖注射液稀释，进行 2～3 小时的静脉滴注。最大滴注速率为每分钟 10μg/kg	稀释液在室温下及室内正常光线下 24 小时内稳定	尚不明确
比伐卢定	1. 静脉注射：本品每 250mg 先以 5%葡萄糖注射液或 0.9%氯化钠注射液 5ml 溶解，随后以 5%葡萄糖注射液或 0.9%氯化钠注射液稀释至浓度为 5mg/ml	本品与 5%、10%葡萄糖注射液或 0.9%氯化钠注射液混合后 4 小时内无外观及物理性质改变	尚不明确

续表

药品名称	配制方法	溶液、稀释液的稳定性	配伍禁忌
比伐卢定	2. 静脉滴注。①滴注速率为 1.75mg/(kg·h) 时的滴注液：参见"静脉注射"。②滴注速率为 0.2mg/(kg·h) 的滴注液：本品每 250mg 先以 5% 葡萄糖注射液或 0.9% 氯化钠注射液 5ml 溶解，随后以 5% 葡萄糖注射液或 0.9% 氯化钠注射液稀释至浓度为 0.5mg/ml		
达肝素	1. 皮下注射：本品可皮下注射于脐周、大腿上部外侧、臀部外上区。每日注射部位应不同 2. 静脉滴注：本品注射液可用 0.9% 氯化钠注射液或 5% 葡萄糖注射液配制	配制好的溶液须在 12 小时内使用	尚不明确
肝素钙	1. 静脉注射：用氯化钠注射液 50～100ml 稀释，可根据凝血试验监测结果调整剂量 2. 静脉滴注：将肝素钙注射液每日剂量加至氯化钠注射液 1000ml 中，24 小时持续滴注	通常在器械中可保持抗凝作用 4 小时以上	阿法罗定、阿芬太尼、阿米卡星、阿片全碱、阿糖胞苷、阿糖腺苷、奥扎格雷、表柔比星、布桂嗪、布托啡诺、地高辛、地佐辛、丁丙诺啡、多柔比星、多西环素、多黏菌素 B、重组人脑利钠肽、二氢埃托啡、芬太尼、夫西地酸、氟罗沙星、复方电解质葡萄糖 R2A、复合磷酸氢钾、葛根素、红霉素、卡那霉素、可待因、磷霉素、罗哌卡因、氯胺酮、氯丙嗪、氯喹、氯膦酸、吗啡、吗啡阿托品、美沙酮、纳布啡、纳美芬、萘呋胺、帕米膦酸、哌替啶、培美曲塞、喷他佐辛、羟考酮、羟吗啡酮、氢化可的松、氢吗啡酮、氢化泼尼松琥珀酸钠、庆大霉素、曲马多、去乙酰毛花苷、柔红霉素、瑞芬太尼、瑞替普酶、舒芬太尼、四环素、替加氟、替尼泊苷、头孢拉定、头孢孟多、头孢哌酮、头孢曲松、头孢噻吩、妥布霉素、万古霉素、烯丙吗啡、腺苷蛋氨酸、洋地黄毒苷、伊班膦酸、伊达比星、依他佐辛、乙酰半胱氨酸、抑肽酶、茵栀黄注射剂、罂粟碱、右吗拉胺、右美沙芬、转化糖、左氧氟沙星、唑来膦酸
肝素钠	1. 静脉注射：可用 0.9% 氯化钠注射液稀释 2. 静脉滴注：成人首剂加入 100ml 0.9% 氯化钠注射液中，在 30～60 分钟滴完。为维持恒定血药浓度，也可加至 0.9% 氯化钠注射液 1000ml 中，24 小时持续滴注，滴速为 20 滴/分	通常在器械中可保持抗凝作用 4 小时以上	阿法罗定、阿芬太尼、阿米卡星、阿片全碱、阿糖胞苷、阿昔洛韦、表柔比星、布桂嗪、布托啡诺、重组人脑利钠肽、地佐辛、丁丙诺啡、多黏菌素 B、多柔比星、二氢埃托啡、法舒地尔、芬太尼、呋塞米、氟哌利多、红霉素、环丙沙星、甲氯芬酯、卡那霉素、抗人 T 细胞兔免疫球蛋白、可待因、罗哌卡因、氯胺酮、氯喹、氯霉素、吗啡、吗啡阿托品、美沙酮、纳布啡、纳美芬、尼卡地平、哌替啶、泮库溴铵、喷他佐辛、普鲁卡因、羟考酮、羟吗啡酮、氢化可的松、氢吗啡酮、庆大霉素、曲马多、柔红霉素、瑞芬太尼、瑞替普酶、舒芬太尼、替尼泊苷、头孢孟多、头孢哌酮、头孢噻啶、头孢噻吩、妥布霉素、万古霉素、烯丙吗啡、伊达比星、依诺沙星、依他佐辛、异丙嗪、抑肽酶、罂粟碱、右吗拉胺、左氧氟沙星

药品名称	配制方法	溶液、稀释液的稳定性	配伍禁忌
磺达肝癸钠	1. 皮下注射：患者取卧位。注射部位为前外侧或后外侧腹壁的皮下组织内，左右交替。应用拇指和示指将皮肤捏起，并将针头垂直全部扎入皮肤皱褶内，注入药物，保持皮肤皱褶并抽出针头 2. 静脉给药：可通过已建立的静脉内通道直接给药或使用小容量(25ml 或 50ml)0.9%氯化钠注射液袋，如通过小容量输液袋给药，滴注时间应在 1～2 分钟 3. 其他：本品不得肌内注射	针管内配伍可稳定 2 小时以上	尚不明确
那曲肝素	本品注射剂不经稀释，直接皮下注射	尚不明确	尚不明确
依诺肝素	皮下注射：本品一般不用于静脉注射，禁止肌内注射。可与 0.9%氯化钠注射液配伍使用	在 0.9%氯化钠注射液中 21℃下 48 小时内活性未下降	阿糖胞苷、表柔比星、重组人脑利钠肽、多柔比星、柔红霉素、瑞替普酶、替尼泊苷、万古霉素、伊达比星、抑肽酶

第四节　抗血小板药

抗血小板药注射剂配制、稳定性及其配伍禁忌见表 7-4。

表 7-4　抗血小板药注射剂配制、稳定性及其配伍禁忌

药品名称	配制方法	溶液、稀释液的稳定性	配伍禁忌
奥扎格雷	静脉滴注：本品粉针剂或小容量注射液一次80mg 可用 0.9%氯化钠注射液或 5%葡萄糖注射液 500ml 稀释，或用适量电解质溶液稀释（避免使用含钙溶液稀释）	稀释液可稳定 8 小时以上	胺碘酮、苯海拉明、长春西汀、醋酸钙、二丁酰环磷腺苷钙、泛酸钙、复方氯化钠、肝素钙、谷氨酸钙、果糖酸钙、林格、氯化钙、氯化钙溴化钠、门冬氨酸钙、钠钾镁钙葡萄糖、葡庚糖酸钙、葡萄糖氯化钙、葡萄糖酸钙、乳酸钙、乳酸林格、碳酸氢钙、溴化钙、亚锡葡萄糖酸钙、亚叶酸钙、依地酸钙钠、左亚叶酸钙
前列地尔	1. 静脉注射/滴注：①5μg 或 10μg 本品注射液或注射用前列地尔干乳剂以 0.9%氯化钠注射液或 5%葡萄糖注射液 10ml 稀释或溶解。②注射用前列地尔以0.9%氯化钠注射液或5% 葡萄糖注射液 250ml 或 500ml 溶解。以 3～5ng/(kg·min) 的滴速给药	稀释液可稳定 8 小时以上	促肝细胞生长素、琥珀酰明胶、聚明胶肽、明胶、脑蛋白水解物、羟乙基淀粉、肾康、舒血宁、替考拉宁、头孢曲松、胰岛素、银杏黄酮苷、右旋糖酐

续表

药品名称	配制方法	溶液、稀释液的稳定性	配伍禁忌
前列地尔	2.动脉滴注：20μg 注射用前列地尔以 0.9%氯化钠注射液 50ml 溶解		
曲克芦丁	静脉滴注：将本品用 5%～10%葡萄糖注射液或 0.9%氯化钠注射液或低分子右旋糖酐注射液稀释后使用	稀释液可稳定 8 小时以上	木糖醇
曲前列尼尔	1.皮下滴注：本品注射液经皮下滴注时无须稀释 2.静脉滴注：本品注射液以高 pH 甘氨酸稀释剂、中性稀释剂（如无菌注射用水、0.9%氯化钠注射液）稀释。与中性稀释剂相比，使用高 pH 的甘氨酸稀释剂稀释发生严重血流感染（BSI）的风险较低	以高 pH 甘氨酸稀释剂稀释后的药液在室温下最多可保存 14 天；以中性稀释剂稀释后的药液在室温条件下可保存 4 小时，冷藏条件下可保存 24 小时。与 0.9%氯化钠注射液配伍，40℃下可稳定 48 小时	尚不明确
替罗非班	静脉滴注：本品注射液（50ml 规格）和粉针剂必须以 0.9%氯化钠注射液或 5%葡萄糖注射液稀释，使其浓度为 50μg/ml，依据诊断确定给药速度。本品仅供静脉使用，应避免长时间负荷给药	稀释液可稳定 8 小时以上，24 小时未输注完的药品应弃去	地西泮
依替巴肽	静脉给药：将本品注射液以 0.9%氯化钠注射液或 0.9%氯化钠加 5%葡萄糖注射液稀释	稀释液可稳定 8 小时以上	呋塞米

第五节　溶栓药

溶栓药注射剂配制、稳定性及其配伍禁忌见表 7-5。

表 7-5　溶栓药注射剂配制、稳定性及其配伍禁忌

药品名称	配制方法	溶液、稀释液的稳定性	配伍禁忌
阿替普酶	1.静脉注射：本品粉针剂以灭菌注射用水溶解为 1mg/ml 或 2mg/ml 的药液 2.静脉滴注："静脉注射"药液再以 0.9%氯化钠注射液进一步稀释至 0.2mg/ml	阿替普酶与 0.9%氯化钠注射液配伍在室温放置 24 小时，阿普替酶活性仍然接近初始活性	氨甲苯酸、氨甲环酸、奥美拉唑、多巴酚丁胺、肝素、利多卡因、吗啡、尼卡地平、葡萄糖、硝酸甘油

药品名称	配制方法	溶液、稀释液的稳定性	配伍禁忌
巴曲酶	使用前以 0.9%氯化钠注射液 100～250ml 稀释后静脉滴注 1 小时以上	稀释后应立即使用	氨甲苯酸、氨甲环酸、阿咖酚、精氨酸阿司匹林、赖氨匹林、去水卫矛醇、卫矛醇
重组人尿激酶原	一次用 50mg，先将 20mg 用 10ml 0.9%氯化钠注射液溶解后，3 分钟静脉注射完毕，其余 30mg 溶于 90ml 0.9%氯化钠注射液中，于 30 分钟内滴注完毕	加入 0.9%氯化钠注射液后轻轻翻倒 1～2 次，不可剧烈摇荡，以免溶液产生泡沫，降低疗效，溶解后应立即使用	不得与其他药物混合
链激酶	静脉滴注：本品粉针剂以 5%葡萄糖注射液 100ml 溶解	5%葡萄糖注射液溶解液应在 4～6 小时使用	氨甲苯酸、氨甲环酸
尿激酶	1. 静脉滴注：溶于 50～100ml 5%葡萄糖注射液中 2. 胸腔或心包腔内注射：用灭菌注射用水配制 5000U/ml 的注射用尿激酶 10 000～250 000U 3. 眼科应用：用 2ml 0.9%氯化钠注射液配制注射用尿激酶 5000U 冲洗前房	配制的注射液在室温下(25℃) 8 小时内使用；在冰箱内(2～5℃)可保存 48 小时	12 种复合维生素、阿法罗定、阿米卡星、氨甲苯酸、布托啡诺、丁丙诺啡、多黏菌素 B、芬太尼、复方水溶性维生素、红霉素、卡那霉素、可待因、氯丙嗪、氯喹、吗啡、尼卡地平、哌替啶、喷他佐辛、氢化可的松琥珀酸钠、庆大霉素、柔红霉素、舒芬太尼、头孢孟多、头孢哌酮、头孢噻吩、妥布霉素、万古霉素、维生素 C、异丙嗪、罂粟碱
瑞替普酶	将本品 10MU 溶于 10ml 注射用水中，缓慢注射 2 分钟以上，两次间隔为 30 分钟	溶解后应立即使用	注射时应该使用单独的静脉通路，不能与其他药物混合后给药，也不能与其他药物使用共同的静脉通路。与肝素存在配伍禁忌
替奈普酶	静脉注射：将本品粉针剂 16mg 以 3ml 无菌注射用水溶解后立即注射	在 2～8℃条件下避光保存，并在 24 小时内使用	不能与其他药物混合使用
纤溶酶	静脉滴注：①本品粉针剂应先以适量注射用水溶解后再稀释。②舒张压偏高的患者应使用 5%葡萄糖注射液稀释；糖尿病患者应使用 0.9%氯化钠注射液稀释，每次用 200～300U(除第一次使用 100U 外)，将其加至 500ml 溶媒中稀释后静脉滴注	稀释后应立即使用	氨甲苯酸、氨甲环酸、硫喷妥钠
尿瑞克林	静脉滴注：每次将本品 0.15PNA 单位溶于 50ml 或 100ml 氯化钠注射液中	溶解后应立即使用	不得与其他药物混合

第六节　血容量扩充药

血容量扩充药注射剂配制、稳定性及其配伍禁忌见表 7-6。

表 7-6　血容量扩充药注射剂配制、稳定性及其配伍禁忌

药品名称	配制方法	溶液、稀释液的稳定性	配伍禁忌
琥珀酰明胶	本品注射液不需稀释，直接静脉滴注	一旦封口开启，应在 4 小时内使用，任何未用完的药液均不可再用	表柔比星、前列地尔、去甲万古霉素、万古霉素、脂肪乳
聚明胶肽	本品注射液不需稀释，直接静脉滴注	尚无资料	阿昔洛韦、氨苄西林、氨曲南、丙米嗪、枸橼酸钠、甲泼尼龙、前列地尔、去甲万古霉素、人血白蛋白、头孢曲松、万古霉素、头孢哌酮
聚维酮	本品注射液不需稀释，直接静脉滴注	尚无资料	与用枸橼酸盐抗凝的血液不能配伍
羟乙基淀粉 130	本品注射液不需稀释，直接静脉滴注	尚无资料	前列地尔、万古霉素
羟乙基淀粉 40	本品注射液不需稀释，直接静脉滴注	尚无资料	泮托拉唑、前列地尔
人血白蛋白	静脉滴注/注射：本品注射液可以适量 5%葡萄糖注射液或 0.9%氯化钠注射液稀释。不可使用注射用水稀释，因可能引起溶血	稀释后可稳定 8 小时	阿莫西林克拉维酸钾、氨苄西林舒巴坦、重组人 II 型肿瘤坏死因子受体-抗体融合蛋白、蛋白酶、锝[99mTc]聚合白蛋白、精蛋白锌胰岛素、聚明胶肽、抗人 T 淋巴细胞免疫球蛋白、抗人 T 细胞兔免疫球蛋白、抗人淋巴细胞免疫球蛋白、狂犬病人免疫球蛋白、罗哌卡因、麻黄素、脑蛋白水解物、哌拉西林、哌拉西林他唑巴坦、破伤风人免疫球蛋白、人免疫球蛋白、人胎盘血白蛋白、人纤维蛋白原、瑞芬太尼、水解蛋白、替卡西林克拉维酸钾、天花粉蛋白、头孢哌酮、头孢哌酮他唑巴坦、纤维蛋白原、乙醇、乙型肝炎人免疫球蛋白、鱼精蛋白、脂肪乳氨基酸葡萄糖、组织胺人免疫球蛋白
右旋糖酐	本品注射液不需稀释，直接静脉滴注	尚无资料	12 种复合维生素、氨力农、复方水溶性维生素、卡泊芬净、前列地尔、维生素 C、维生素 K_1、脂溶性维生素 II

第八章　内分泌系统用药

第一节　下丘脑垂体类药物

下丘脑垂体类药物注射剂配制、稳定性及其配伍禁忌见表 8-1。

表 8-1　下丘脑垂体类药物注射剂配制、稳定性及其配伍禁忌

药品名称	配制方法	溶液、稀释液的稳定性	配伍禁忌
重组人生长激素	皮下注射：本品粉针剂临用时以 1ml 注射用水溶解	临用时配制，溶解后可于 2～8℃保存 48 小时	不能与其他药物混合注射
促卵泡素	肌内注射：本品粉针剂临用前溶于 0.9%氯化钠注射液中。为避免注射容量过大，可将 375U 溶于 1ml 溶媒中	临用时配制	不得与其他药品混合
戈那瑞林	静脉注射：溶于 0.9%氯化钠注射液 2ml 内静脉注射	临用时配制	不得与其他药品混合
亮丙瑞林（微球）	应用本品包装内附带的 2ml 溶媒将瓶内药物充分混悬，注意混悬时勿起泡沫	尚无资料	尚不明确
尿促性素	肌内注射：本品粉针剂溶于 1～2ml 0.9%氯化钠注射液中	临用时配制	不得与其他药品混合
曲普瑞林	肌内注射：用药盒内提供的溶剂溶解	临用时配制	不得与其他药品混合
人促黄体激素 α	肌内注射或皮下注射：本品冻干粉使用前应缓慢旋转，以自带溶剂溶解	临用时配制	不得与其他药品混合
绒促性素	肌内注射：本品粉针剂临用前用适量灭菌注射用水或 0.9%氯化钠注射液 2ml 溶解	本品溶液极不稳定且不耐热，应临用前配制	不能与其他药物混合注射
绒促性素 α	皮下注射：本品只能一次性使用，使用前将一支冻干粉溶于所附 1ml 溶剂中	临用时配制	不得与其他药品混合

第二节　皮 质 激 素

皮质激素注射剂配制、稳定性及其配伍禁忌见表8-2。

表8-2　皮质激素注射剂配制、稳定性及其配伍禁忌

药品名称	配制方法	溶液、稀释液的稳定性	配伍禁忌
促皮质素	1. 肌内注射：一次25U，临用前用 5%葡萄糖注射液溶解 2. 静脉滴注：一次12.5～25U，临用前用 5%葡萄糖注射液溶解 3. 促皮质素兴奋试验：促皮质素 20～25U 以 5%葡萄糖注射液 500ml 溶解后，静脉持续滴注 8 小时	稀释液可稳定 8 小时以上	氨茶碱、肌苷、氯化钠、木糖醇、碳酸氢钠、右旋糖酐
地塞米松	1. 肌内注射：一次 1～8mg，以 5%葡萄糖注射液稀释 2. 皮内注射：每个注射点 0.05～0.25mg，共注射 2.5mg，以 5%葡萄糖注射液稀释 3. 静脉滴注/注射：滴注前以 0.9%氯化钠注射液或葡萄糖注射液稀释	地塞米松与 5%葡萄糖注射液配伍，在 PVC 容器中24℃避光贮藏 14 天药物没有损失	阿莫西林舒巴坦、昂丹司琼、苯海拉明、长春西汀、碘佛醇、法莫替丁、泛影葡胺、酚磺乙胺、氟哌利多、加替沙星、罗库溴铵、罗哌卡因、氯化钙溴化钠、美洛西林、咪达唑仑、诺氟沙星、葡萄糖酸钙、普鲁卡因、普鲁卡因肾上腺素、柔红霉素、头孢呋辛、托烷司琼、溴己新、血凝酶、亚叶酸钙、依诺沙星、异丙嗪、抑肽酶、罂粟碱、左氧氟沙星
甲泼尼龙	1. 静脉注射/肌内注射：本品粉针剂临用时以灭菌注射用水、5%葡萄糖注射液或 0.9%氯化钠注射液溶解 2. 静脉滴注：临用时将本品粉针剂 800～1000mg 加入 200～500ml 5%葡萄糖注射液或 0.9%氯化钠注射液中溶解，4 小时滴完	稀释液25℃下可稳定48小时	阿洛西林、氨溴索、丙种球蛋白、川芎嗪、碘佛醇、多西环素、法莫替丁、氟罗沙星、复方骨肽、果糖二磷酸钠、聚明胶肽、卡泊芬净、罗库溴铵、葡萄糖酸钙、去氨加压素、头孢哌酮他唑巴坦、万古霉素、维生素 B_6、腺苷蛋氨酸、溴己新
泼尼松龙	1. 静脉滴注：一次 10～20mg，加入 5%葡萄糖注射液 500ml 中滴注 2. 静脉注射：加入 5%葡萄糖注射液中溶解 3. 肌内注射：参见"静脉注射"	稀释液25℃下可稳定48小时	碘佛醇、泛影葡胺、甲氨蝶呤、间羟胺、两性霉素 B、美洛西林、抑肽酶

药品名称	配制方法	溶液、稀释液的稳定性	配伍禁忌
氢化可的松	1. 静脉滴注：氢化可的松注射液一次 100mg，临用前加25倍的0.9%氯化钠注射液或5%葡萄糖注射液 500ml 混合均匀 2. 静脉注射：临用时以 0.9%氯化钠注射液或 5%葡萄糖注射液溶解并稀释后使用 3. 肌内注射：参见"静脉注射"	氢化可的松与 0.9%氯化钠注射液或 5%葡萄糖注射液混合后 4 小时无外观及物理性质改变	氨苄西林、苯巴比妥、苯妥英钠、丙氯拉嗪、博来霉素、茶苯海明、碘佛醇、多柔比星、多沙普仑、泛影葡胺、肝素、甲氧西林、间羟胺、肼屈嗪、罗库溴铵、麻黄碱、麦角胺、萘夫西林、黏菌素、普鲁卡因、舒洛地特、司可巴比妥、四环素、头孢呋辛、头孢噻吩、头孢他啶、头孢唑林、维生素 B_6、戊巴比妥、异丙嗪、异戊巴比妥、抑肽酶、右旋糖酐

第三节　雄激素及蛋白同化激素

雄激素及蛋白同化激素注射剂配制、稳定性及其配伍禁忌见表 8-3。

表 8-3　雄激素及蛋白同化激素注射剂配制、稳定性及其配伍禁忌

药品名称	配制方法	溶液、稀释液的稳定性	配伍禁忌
苯丙酸诺龙	本品注射液不必稀释，直接肌内注射	尚无资料	不得与其他药品混合
十一酸睾酮	本品注射液不必稀释，直接肌内注射	尚无资料	不得与其他药品混合

第四节　雌激素及孕激素

雌激素及孕激素注射剂配制、稳定性及其配伍禁忌见表 8-4。

表 8-4　雌激素及孕激素注射剂配制、稳定性及其配伍禁忌

药品名称	配制方法	溶液、稀释液的稳定性	配伍禁忌
苯甲酸雌二醇	本品注射液不必稀释，直接肌内注射	尚无资料	不得与其他药品混合
碘塞罗宁	本品注射剂不需稀释，直接静脉注射	尚无资料	不得与其他药品混合
黄体酮	本品注射液不必稀释，直接肌内注射	尚无资料	不得与其他药品混合
己烯雌酚	本品注射液不必稀释，直接肌内注射	尚无资料	不得与其他药品混合
甲羟孕酮	本品注射液不必稀释，直接肌内注射	尚无资料	不得与其他药品混合
戊酸雌二醇	本品注射液不必稀释，直接肌内注射	尚无资料	不得与其他药品混合

第五节　治疗糖尿病药物

治疗糖尿病药物注射剂配制、稳定性及其配伍禁忌见表 8-5。

表 8-5　治疗糖尿病药物注射剂配制、稳定性及其配伍禁忌

药品名称	配制方法	溶液、稀释液的稳定性	配伍禁忌
阿必鲁肽	本品仅供皮下注射使用，无须稀释	尚无资料	本品不得与任何其他药品混合
艾塞那肽	本品仅供皮下注射使用，无须稀释	尚无资料	本品不得与任何其他药品混合
重组人胰岛素	1. 皮下注射：需根据患者的具体情况选择剂量和适宜的注射时间，通常于早晚餐前约 15 分钟给药 2. 肌内注射：参见"皮下注射" 3. 静脉注射：生物合成人胰岛素注射液可用 5%葡萄糖注射液稀释，浓度为 0.05～1.0IU/ml	混合后的溶液置于聚丙烯输液袋中，在室温下 24 小时内稳定	阿糖胞苷、吡硫醇、重组人脑利钠肽、锝[99mTc] 二巯丁二酸、二巯丙醇、二巯丙磺钠、甘精胰岛素、赖脯胰岛素、硫喷妥钠、罗库溴铵、美司钠、奈西立肽、去氨加压素、头孢米诺、亚硫酸氢钠甲萘醌
德谷胰岛素	本品仅供皮下注射使用，无须稀释	尚无资料	本品不得与任何其他药品混合
低精蛋白锌胰岛素	本品注射剂不经稀释，直接皮下注射	中性低精蛋白锌胰岛素与葡萄糖配伍 4 小时内，无外观及物理性质改变	阿洛西林、阿莫西林、阿莫西林克拉维酸、阿莫西林舒巴坦、阿糖胞苷、氨苄西林钠舒巴坦钠、重组人脑利钠肽、甘精胰岛素、赖脯胰岛素、硫喷妥钠、罗库溴铵、美洛西林、门冬胰岛素、奈西立肽、青霉素、人血白蛋白、替卡西林克拉维酸钾
地特胰岛素	本品仅供皮下注射使用，无须稀释	尚无资料	本品不得与任何其他药品混合
杜拉鲁肽	本品仅供皮下注射使用，无须稀释	尚无资料	本品不得与任何其他药品混合
甘精胰岛素	本品仅供皮下注射使用，无须稀释	尚无资料	本品不得与任何其他药品混合
谷赖胰岛素	本品仅供皮下注射使用，无须稀释	尚无资料	本品不得与任何其他药品混合
赖脯胰岛素	本品仅供皮下注射使用，无须稀释	尚无资料	本品不得与任何其他药品混合
利拉鲁肽	本品仅供皮下注射使用，无须稀释	尚无资料	本品不得与任何其他药品混合
利西那肽	本品仅供皮下注射使用，无须稀释	尚无资料	本品不得与任何其他药品混合
门冬胰岛素	本品仅供皮下注射使用，无须稀释	尚无资料	本品不得与任何其他药品混合

续表

药品名称	配制方法	溶液、稀释液的稳定性	配伍禁忌
胰岛素	1. 皮下注射：不需稀释，直接皮下注射 2. 静脉滴注：可稀释于5%葡萄糖注射液中静脉滴注	本品与5%葡萄糖混合后在聚丙烯或聚烯烃输液袋内室温下24小时内,无外观及物理性质改变	阿糖胞苷、氨茶碱、奥曲肽、苯巴比妥、苯妥英钠、重组人脑利钠肽、多巴酚丁胺、甘精胰岛素、赖脯胰岛素、硫喷妥钠、罗库溴铵、氯噻嗪、门冬胰岛素、奈西立肽、萘夫西林、前列地尔、司可巴比妥、碳酸氢钠、戊巴比妥、异戊巴比妥
鱼精蛋白锌胰岛素	本品仅能用于皮下注射	尚无资料	同"低精蛋白锌胰岛素"

第六节　治疗糖尿病并发症药物

治疗糖尿病并发症药物注射剂配制、稳定性及其配伍禁忌见表8-6。

表8-6　治疗糖尿病并发症药物注射剂配制、稳定性及其配伍禁忌

药品名称	配制方法	溶液、稀释液的稳定性	配伍禁忌
硫辛酸	注射液可直接肌内注射或静脉注射，也可将本品250～500mg加入100～250ml 0.9%氯化钠注射液中静脉滴注	配好的输液用铝箔纸包裹避光放置，6小时内可保持稳定	氨溴索、长春西汀、丹参川芎嗪、果糖二磷酸钠、泮托拉唑、葡萄糖、葡萄糖酸钙、溴己新、左氧氟沙星

第七节　甲状腺激素和抗甲状腺素药

甲状腺激素和抗甲状腺素药注射剂配制、稳定性及其配伍禁忌见表8-7。

表8-7　甲状腺激素和抗甲状腺素药注射剂配制、稳定性及其配伍禁忌

药品名称	配制方法	溶液、稀释液的稳定性	配伍禁忌
特立帕肽	用注射用水1ml溶解后皮下注射	溶解后立即注射	尚无资料

第八节　治疗低血糖药物

治疗低血糖药物注射剂配制、稳定性及其配伍禁忌见表8-8。

表8-8　治疗低血糖药物注射剂配制、稳定性及其配伍禁忌

药品名称	配制方法	溶液、稀释液的稳定性	配伍禁忌
高血糖素	肌内注射/皮下注射/静脉注射：本品粉针剂应用葡萄糖注射液稀释至1mg/ml	本品与10%葡萄糖注射液混合后4小时内，无外观及物理性质改变，可通过同一给药途径给药	苯妥英钠、比伐卢丁、苄星青霉素、二氮嗪、肝素、华法林、利托君、氯氮䓬、普萘洛尔、司可巴比妥、水解蛋白、胰岛素

第九章　钙磷调节药

钙磷调节药注射剂配制、稳定性及其配伍禁忌见表 9-1。

表 9-1　钙磷调节药注射剂配制、稳定性及其配伍禁忌

药品名称	配制方法	溶液、稀释液的稳定性	配伍禁忌
降钙素	1. 皮下注射/肌内注射：本品粉针剂每支加 1ml 灭菌注射用水溶解。注射液可直接皮下注射 2. 静脉滴注：用于高血钙危象，将一日鲑降钙素 5～10IU/kg 溶于 500ml 0.9%氯化钠注射液中，缓慢静脉滴注至少 6 小时以上。不可静脉注射	与大输液配伍可稳定 8 小时以上，稀释后针管内可稳定 2 小时	奥扎格雷、氟罗沙星、替加氟、头孢孟多
氯膦酸二钠	静脉滴注：本品 300～500mg 用 0.9%氯化钠注射液 500ml 或 5% 葡萄糖注射液 500ml 稀释，输注时间至少 2～4 小时	稀释液应在室温下 12 小时内使用	醋酸钙、泛酸钙、复方氯化钠、肝素钙、果糖酸钙、林格、硫酸镁、硫酸铜、氯化钙、氯化镁、门冬氨酸钙、门冬氨酸钾镁、钠钾镁钙葡萄糖、培氟沙星、葡萄糖酸钙、葡萄糖酸镁、葡萄糖酸锌、乳酸钙、乳酸林格、三磷酸腺苷二钠氯化镁、山梨醇铁、溴化钙、亚锡葡萄糖酸钙、亚叶酸钙、依地酸钙钠、异甘草酸镁、右旋糖酐铁、蔗糖铁、左亚叶酸钙
帕米膦酸	静脉滴注：本品粉针剂先用 10ml 注射用水溶解，再用不含钙离子的 0.9%氯化钠注射液或 5%葡萄糖注射液 1000ml 稀释	稀释液在室温下 24 小时内稳定	醋酸钙、低钙腹膜透析液(乳酸盐)、多种微量元素(Ⅱ)、二丁酰环磷腺苷钙、泛酸钙、复方氯化钠、肝素钙、谷氨酸钙、果糖酸钙、林格、氯化钙、氯化钙溴化钠、门冬氨酸钙、钠钾镁钙葡萄糖、葡庚糖酸钙、葡萄糖酸钙、乳酸钙、乳酸林格、参麦注射液、溴化钙、亚锡葡萄糖酸钙、亚叶酸钙、依地酸钙钠、左亚叶酸钙
伊班膦酸	静脉滴注：加入 500ml 0.9%氯化钠注射液或 5%葡萄糖注射液中缓慢静脉滴注，时间不少于 2 小时	稀释后的溶液在 2～8℃条件下可保存 24 小时	含钙制剂，包括乳酸林格
依降钙素	1. 肌内注射：本品注射液无须稀释，直接使用 2. 静脉滴注：对于高钙血症危象的紧急处理，依降钙素每日剂量为 10～40U/kg，溶于 0.9%氯化钠注射液 500ml 中，静脉滴注至少 6 小时以上	稀释液可稳定 8 小时以上	氟罗沙星、葛根素、替加氟、头孢孟多、左氧氟沙星

药品名称	配制方法	溶液、稀释液的稳定性	配伍禁忌
唑来膦酸	静脉滴注：4mg 本品以 5ml 无菌注射用水溶解后，用 100ml 0.9% 氯化钠注射液或 5% 葡萄糖注射液进一步稀释，静脉滴注不少于 15 分钟	稀释后的药液在室温下 24 小时内使用	苯海拉明钙、表柔比星、醋酸钙、低钙腹膜透析液（乳酸盐）、二丁酰环磷腺苷钙、泛酸钙、肝素钙、谷氨酸钙、果糖酸钙、硫酸镁、硫酸铜、氯化钙、氯化钙溴化钠、氯化镁、门冬氨酸钙、钠钾镁钙葡萄糖、奈达铂、葡庚糖酸钙、葡萄糖酸钙、葡萄糖酸镁、葡萄糖酸锌、柔红霉素、乳酸钙、乳酸钠林格、参芪注射液、碳酸氢钙、维 D_2 果糖酸钙、溴化钙、亚锡葡萄糖酸钙、亚叶酸钙、依地酸钙钠、左亚叶酸钙

第十章 免疫系统用药

第一节 免疫增强药

免疫增强药注射剂配制、稳定性及其配伍禁忌见表 10-1。

表 10-1 免疫增强药注射剂配制、稳定性及其配伍禁忌

药品名称	配制方法	溶液、稀释液的稳定性	配伍禁忌
A群溶血性链球菌制剂	1. 肌内注射：注射液不需稀释，直接注射 2. 腔内注射：用 10～20ml 0.9%氯化钠注射液溶解，悬浮后进行注射	临用前稀释	尚不明确
草分枝杆菌	肌内注射：本品注射液无须稀释，使用前需振摇	打开后立即使用	不应与其他药物混合
短小棒状杆菌菌苗	1. 本品注射液可直接皮下注射、皮内注射 2. 静脉滴注：一次 4～10mg，加于 0.9%氯化钠注射液或 5%葡萄糖注射液 250～500ml 中 1～4 小时滴完	调配好的溶液应在 24 小时内用完	肌苷
甘露聚糖肽	1. 肌内注射：一次 2.5～5mg，用 0.9%氯化钠注射液 1～4ml 配成 2.5～10mg/ml 的溶液，缓慢注射 2. 静脉滴注。①注射液：一次 5～10mg，一日 1 次，加入 100ml 0.9%氯化钠注射液中或用 5%葡萄糖注射液 250ml 溶解稀释成 0.01～0.04mg/ml 的溶液。②粉针剂：一次 10～20mg，视患者状态可酌量增减	与大输液配伍可稳定 8 小时以上，针管内配伍可稳定 2 小时以上	尚不明确
干扰素 α2b	皮下注射/肌内注射：将 1ml 无菌注射用水加到小瓶中以溶解本品冻干粉剂	溶解后应立即使用，在冷藏条件下保存≤24 小时	表柔比星、奈达铂、葡萄糖、柔红霉素、参芪注射液

续表

药品名称	配制方法	溶液、稀释液的稳定性	配伍禁忌
核糖核酸 I	1. 肌内注射：以 2ml 灭菌注射用水或 0.9%氯化钠注射液溶解后使用 2. 静脉注射：以 20～40ml 氯化钠注射液或葡萄糖注射液溶解，缓慢静脉注射	针管内配伍可稳定 2 小时以上	不应与其他药物混合
核糖核酸 II	1. 肌内注射：本品粉针剂 50～100mg，以 2ml 无菌 0.9%氯化钠注射液或无菌注射用水溶解 2. 静脉注射：本品粉针剂 100～300mg，以 5%葡萄糖注射液或 0.9%氯化钠注射液溶解	针管内配伍可稳定 2 小时以上	阿米卡星、胺碘酮、环丙沙星、培氟沙星、腺苷蛋氨酸、依替米星
核糖核酸III	肌内注射：每 10mg 本品粉针剂用 2ml 注射用水溶解后使用	针管内配伍可稳定 2 小时以上	不应与其他药物混合
金葡素	本品注射液不需稀释，直接肌内注射	尚不清楚	表柔比星、奈达铂、葡萄糖、柔红霉素、参芪注射液
聚肌胞	本品注射液不需稀释，直接肌内注射、结膜内注射	尚不明确	不应与其他药物混合
卡介菌多糖核酸	本品注射液无须稀释，直接肌内注射	尚无资料	尚不明确
抗乙肝免疫核糖核酸	肌内注射/皮下注射：一次 2～4mg，临用前加灭菌 0.9%氯化钠注射液 2ml 溶解	针管内配伍可稳定 2 小时以上	不应与其他药物混合
抗肿瘤免疫核糖核酸	每次 2～4mg，加灭菌注射用水 2ml（抗肝癌）溶解，每天 1 次，每日或隔日皮下注射；以 0.9%氯化钠注射液 1ml 溶解后，肌内或皮下注射（抗胃癌 iRNA、抗肺癌 iRNA）	临用前加灭菌注射用水溶解	不应与其他药物混合
灵杆菌素	肌内注射：本品粉针剂每 50U 用 0.9%氯化钠注射液 2ml 溶解	针管内配伍可稳定 2 小时以上	不应与其他药物混合
脾多肽	1. 肌内注射：一次 2～8ml，一日 1 次 2. 静脉滴注：本品注射液 10ml 用 0.9%氯化钠注射液或 5%～10%葡萄糖注射液 500ml 稀释	与大输液配伍可稳定 8 小时以上	不应与其他药物混合

药品名称	配制方法	溶液、稀释液的稳定性	配伍禁忌
溶链菌	1. 肌内注射/皮下注射：应避免同一部位反复注射，疼痛剧烈时可用 2%盐酸利多卡因稀释本品 2. 胸腔内注射/浆膜腔内注射：一次 5～10KE，用 10～20ml 0.9%氯化钠注射液溶解	针管内配伍可稳定 2 小时以上	不应与其他药物混合
胎盘多肽	本品注射剂无须稀释，可直接肌内注射	尚不清楚	不应与其他药物混合
胸腺喷丁	1. 肌内注射：1mg 本品粉针剂用 1ml 灭菌注射用水溶解 2. 静脉滴注：1mg 本品注射剂加入 250ml 0.9%氯化钠注射液，慢速单独滴注	与大输液配伍可稳定 8 小时以上，针管内配伍可稳定 2 小时以上	不应与其他药物混合
转移因子	皮下注射：可用 0.9%氯化钠注射液稀释后肌内注射	尚无资料	不得与其他药物混合

第二节　免疫抑制药

免疫抑制药注射剂配制、稳定性及其配伍禁忌见表 10-2。

表 10-2　免疫抑制药注射剂配制、稳定性及其配伍禁忌

药品名称	配制方法	溶液、稀释液的稳定性	配伍禁忌
阿达木单抗	本品注射剂不需稀释，直接皮下注射	尚不清楚	尚无资料
巴利昔单抗	1. 静脉注射：本品粉针剂每 10mg 用注射用水 2.5ml 溶解 2. 静脉滴注：本品粉针剂每 10mg 用注射用水 2.5ml 溶解，再用 0.9%氯化钠注射液或 5%葡萄糖注射液稀释，20mg 稀释至 50ml 或以上。本品应在 20～30 分钟静脉滴注	配制好的药液在 2～8℃下可保存 24 小时，在室温下可保存 4 小时	表柔比星、奈达铂、柔红霉素、参芪注射液
达利珠单抗	静脉滴注：推荐剂量为一次 1mg/kg，将本品稀释于 0.9%氯化钠注射液 50ml 中，注意混合溶液时，不可摇荡，应轻轻翻转以防产生泡沫，应在 15 分钟至 4 小时内由周围或中央静脉输入	稀释液室温下可保存 4 小时，2～8℃下可保存 24 小时	禁止与其他药物混合

药品名称	配制方法	溶液、稀释液的稳定性	配伍禁忌
环孢素	静脉滴注：用 0.9%氯化钠注射液或5%葡萄糖注射液稀释至 1：100～1：20，于 4～6 小时缓慢滴注，对进行移植术的患者，可于移植前 4～12 小时给药	本品稀释液必须于 24 小时内使用	氨丁三醇、苄星青霉素、多西他赛、长春瑞滨、二氮嗪、二氢麦角毒碱、谷氨酸钙、红霉素、华法林、加替沙星、硫酸镁、氯氮草、氯化钙、氯化钾、氯喹、美法仑、葡萄糖酸钙、水解蛋白、头孢吡肟、头孢唑林、维生素 B$_6$、维生素 K$_1$、右旋糖酐 40
环磷酰胺	1. 静脉注射：用 0.9%氯化钠注射液 20～30ml 稀释后静脉注射 2. 静脉滴注：本品粉针剂每 200mg 用 0.9%氯化钠注射液 10ml 溶解，随后将溶液用林格液、0.9%氯化钠注射液或葡萄糖注射液 500ml 稀释。滴注时间为30～120分钟，静脉滴注优选输液泵或配套装置	环磷酰胺水溶液仅能稳定 2～3 小时，最好现配现用	苯甲醇、表柔比星、多柔比星、两性霉素 B 脂质体复合物、奈达铂
抗人 T 淋巴细胞免疫球蛋白	静脉滴注：必须以 250～500ml 氯化钠注射液稀释（幼儿酌减），可通过外周血管（大的静脉和血管通路）或经中心静脉滴注	建议稀释后立即使用。在 20℃可保持 24 小时内稳定	氨苄西林舒巴坦、抗人 T 细胞兔免疫球蛋白、抗人 T 细胞猪免疫球蛋白、哌拉西林他唑巴坦、人血白蛋白、瑞芬太尼、替卡西林克拉维酸钾、脂肪乳氨基酸葡萄糖
吗替麦考酚酯	静脉滴注：每克本品粉针剂以 5%葡萄糖注射液 40ml 溶解，再以 5%葡萄糖注射液 125ml 稀释，使终浓度为6mg/ml	配制后立即或 4 小时内使用	禁止与其他药物混合
巯嘌呤	每支注射用粉针剂用注射用水 10ml 溶解后静脉注射，也可进一步用 0.9%氯化钠注射液、5%葡萄糖注射液、葡萄糖氯化钠注射液稀释至 50ml	配制后应在 24 小时内使用	尚不明确
他克莫司	静脉滴注：本品注射液应以 5%葡萄糖注射液或 0.9%氯化钠注射液稀释，终浓度为4～20μg/ml	与大输液配伍可稳定 8 小时以上	阿昔洛韦、氨茶碱、苯妥英钠、乳酸钠、碳酸氢钠
英夫利西单抗	静脉滴注：100mg 本品粉针剂以 10ml 无菌注射用水溶解，再以 0.9%氯化钠注射液稀释至 250ml，使终浓度为0.4～4mg/ml。本品静脉滴注时间不得少于 2 小时，输液装置上应配有一个内置的无菌、无热原、低蛋白结合率的滤膜（孔径≤1.2μm）	配制的溶液应于 3 小时内使用，本品不能使用 PVC 输液管路	禁止与其他药物配伍

第十一章　抗变态反应药

抗变态反应药注射剂配制、稳定性及其配伍禁忌见表 11-1。

表 11-1　抗变态反应药注射剂配制、稳定性及其配伍禁忌

药品名称	配制方法	溶液、稀释液的稳定性	配伍禁忌
苯海拉明	1. 静脉给药：10～50mg，若需要可增至100mg，最大日剂量为400mg，可用 0.9% 氯化钠注射液或 5% 葡萄糖注射液稀释，静脉给药速率通常不超过 25mg/min 2. 肌内注射：深部肌内注射，剂量参见"静脉给药"	与大输液配伍可稳定 8 小时以上，针管内配伍可稳定 2 小时以上	胆影葡胺、地塞米松磷酸钠、碘他拉葡胺、泛影葡胺、呋塞米、复方泛影葡胺、还原型谷胱甘肽、肌苷、硫喷妥钠、头孢呋辛、头孢哌酮、头孢噻吩、头孢他啶、头孢替唑、头孢唑林、香丹注射液
粉尘螨注射液	本品注射液不需稀释，直接皮下注射	尚不明确	头孢呋辛、头孢他啶、头孢唑林、头孢替唑
氯苯那敏	本品注射剂不需稀释，可直接肌内注射	氯苯那敏与 0.9%氯化钠注射液混合后 4 小时内，无外观及物理性质改变	碘他拉葡胺、复方泛影葡胺、还原型谷胱甘肽、肌苷、头孢呋辛、头孢噻吩、头孢他啶、头孢替唑、头孢唑林
异丙嗪	1. 肌内注射：本品注射液无须稀释 2. 静脉注射：在特殊紧急情况下，可用灭菌注射用水稀释至 0.25%的浓度，缓慢静脉注射	与大输液配伍可稳定 8 小时以上，针管内配伍可稳定 2 小时以上	阿洛西林、阿莫西林、氨茶碱、苯巴比妥、胆影葡胺、地塞米松磷酸钠、碘他拉葡胺、泛影葡胺、肝素钠、谷胱甘肽、肌苷、克林霉素、赖氨匹林、吗啡、美洛西林、尿激酶、青霉素、羧苄西林、酮咯酸氨丁三醇、头孢呋辛、头孢哌酮舒巴坦、头孢匹胺、头孢曲松、头孢噻吩、头孢他啶、头孢替唑、头孢唑林、头孢唑肟、香丹注射剂
组织胺丙种球蛋白	皮下注射：本品粉针剂临用前每支加入 2ml 灭菌注射用水溶解	尚不清楚	阿莫西林克拉维酸钾、氨苄西林舒巴坦、复方泛影葡胺、还原型谷胱甘肽、抗人 T 细胞免疫球蛋白、抗人淋巴细胞免疫球蛋白、哌拉西林他唑巴坦、人血白蛋白、瑞芬太尼、替卡西林克拉维酸钾、头孢呋辛、头孢噻吩、头孢他啶、头孢替唑、头孢唑林、脂肪乳氨基酸葡萄糖

第十二章 抗 肿 瘤 药

第一节 烷 化 剂

烷化剂注射剂配制、稳定性及其配伍禁忌见表12-1。

表 12-1 烷化剂注射剂配制、稳定性及其配伍禁忌

药品名称	配制方法	溶液、稀释液的稳定性	配伍禁忌
白消安	静脉滴注：本品注射液使用前必须以 0.9%氯化钠注射液或 5%葡萄糖注射液稀释，稀释液体积应为本品原液体积的 10 倍，使 其 终 浓 度 约 为 0.5mg/ml。稀释时应将本品加入稀释液，而不是将稀释液加入本品。本品注射液应使用输液泵进行滴注，且在每次滴注前后以 0.9%氯化钠注射液或 5%葡萄糖注射液约5ml冲洗输液管道。不推荐快速滴注本品	稀释液25℃下可放置8小时，2～8℃下 12 小时稳定，都必须在 1 小时内输注完毕	表柔比星、奈达铂、柔红霉素、参芪注射液
达卡巴嗪	静脉滴注：本品粉针剂用 0.9%氯化钠注射液 10～15ml 溶解，再用 5%葡萄糖注射液250～500ml 稀释。30 分钟以上滴完，2 小时内用完	本品对光和热极不稳定，在水中亦不稳定，故需临时配制，溶解后立即注射，并尽量避光	表柔比星、肝素、奈达铂、氢化可的松琥珀酸钠、柔红霉素、参芪注射剂
氮芥	1. 静脉注射：一次 4～6mg(0.1mg/kg)，加 0.9%氯化钠注射液10ml，由侧管冲入，再滴注适量 0.9%氯化钠注射液或 5%葡萄糖注射液 2. 腔内注射：一次 5～10mg，用 0.9%氯化钠注射液 20～40ml稀释后立即注入	注射液开封后应在 10 分钟内使用	表柔比星、奈达铂、美司钠、柔红霉素、参芪注射液

续表

药品名称	配制方法	溶液、稀释液的稳定性	配伍禁忌
福莫司汀	静脉滴注：准确取 4ml 无菌的乙醇溶媒溶解小瓶中的福莫司汀，剧烈振摇，直到粉剂完全溶解，将溶液加入 250ml 5%葡萄糖注射液中。依此法制备药液时应避光，静脉缓慢滴注 1 小时	用 5%葡萄糖注射液稀释本品至浓度为 0.8mg/ml 或 2mg/ml 时，22℃避光可存放 8 小时。建议稀释后立即使用	表柔比星、奈达铂、柔红霉素、参芪注射液
卡莫司汀	静脉滴注：本品注射液以 5%葡萄糖注射液或 0.9%氯化钠注射液 150ml～500ml 稀释	用 5%葡萄糖注射液稀释本品至浓度为 0.2mg/ml 时，室温下避光可存放 8 小时。用 0.9%氯化钠注射液稀释可存放 90 分钟	别嘌醇、表柔比星、奈达铂、柔红霉素、参芪注射液、碳酸氢钠
塞替派	1. 静脉注射/肌内注射/动脉注射：临用前，本品粉针剂可用注射用水溶解为 10mg/ml。注射液可直接注射 2. 静脉滴注：上述溶液用 0.9%氯化钠注射液或 5%葡萄糖注射液稀释至 50～100ml	配制后尽快使用	表柔比星、长春瑞滨、非格司亭、米诺环素、奈达铂、柔红霉素、参芪成方、顺铂
硝卡芥	1. 静脉给药：一次 20～40mg，加 0.9%氯化钠注射液或 5%葡萄糖注射液 40ml 静脉注射，或加 5%葡萄糖注射液静脉滴注 2. 动脉注射：加 0.9%氯化钠注射液或 5%葡萄糖注射液 40ml 动脉注射 3. 静脉注射：用 0.9%氯化钠注射液 40ml 溶解后静脉注射	需新鲜配制，稀释后立即使用	表柔比星、奈达铂、柔红霉素、参芪注射液
异环磷酰胺	静脉滴注：用注射用水稀释后药物浓度不能超过 4%，将稀释液加入 500～1000ml 的氯化钠注射液中，滴注 3～4 小时	本品水溶液不稳定，须现配现用	表柔比星、奈达铂、柔红霉素、参芪成方

第二节　抗　代　谢　药

抗代谢药注射剂配制、稳定性及其配伍禁忌见表 12-2。

表 12-2　抗代谢药注射剂配制、稳定性及其配伍禁忌

药品名称	配制方法	溶液、稀释液的稳定性	配伍禁忌
阿糖胞苷	静脉滴注：本品粉针剂可以注射用水、0.9%氯化钠注射液或 5%葡萄糖注射液溶解。常用量加入 5%葡萄糖注射液或 0.9%氯化钠注射液 500ml 中静脉滴注，配制溶液在 24 小时内使用 鞘内注射：建议使用不含防腐剂的 0.9%氯化钠注射液配制（因神经毒性与稀释剂中的防腐剂有关）。本品配制后的最高浓度为 100mg/ml	稀释后应尽快使用，在室温下可放置 24 小时	TPN、苯甲醇、苯唑西林、表柔比星、别嘌醇、氟尿嘧啶、肝素、更昔洛韦、肌苷、甲泼尼龙、奈达铂、萘夫西林、青霉素、庆大霉素、参芪注射液、依诺肝素、胰岛素
安吖啶	静脉滴注：将本品注射液 1.5ml 用 L-乳酸溶液 13.5ml（42.93mg）稀释，混匀后再用 5%葡萄糖注射液 500ml 稀释，1.5～3 小时滴完，勿使滴速太快或药液浓度过高，以免引起静脉炎	本品与 5%葡萄糖注射液混合，在环境光线下，室温放置至少 48 小时药物化学性质稳定	阿糖胞苷、表柔比星、复方氯化钠、林格、氯化钙、氯化钾、氯化镁、氯化钠、氯化锶[89Sr]、氯化铊、奈达铂、柔红霉素、乳酸林格、三磷酸腺苷二钠-氯化镁、参芪注射液、杏芎氯化钠、亚锡喷替酸、亚锡葡庚糖酸钠、亚锡双半胱氨酸
地西他滨	用注射用水稀释至 5mg/ml，如在 15 分钟内静脉滴注，可用室温的 0.9%氯化钠注射液或 5%葡萄糖注射液稀释至 0.1～1mg/ml；如预计在 15 分钟后给药，应用 2～8℃的 0.9%氯化钠注射液或 5%葡萄糖注射液稀释	常温稀释的注射液应尽快使用，2～8℃稀释的注射液可保存 4 小时	尚不明确
氟达拉滨	1. 静脉注射：本品粉针剂每 50mg 用无菌注射用水 2ml 溶解，使其浓度为 25mg/ml，随后抽取所需剂量用 0.9%氯化钠注射液 10ml 稀释 2. 静脉滴注：本品粉针剂每 50mg 用无菌注射用水 2ml 溶解，使其浓度为 25mg/ml，随后抽取所需剂量用 0.9%氯化钠注射液 100ml 稀释	与大输液配伍可稳定 8 小时以上，针管内配伍可稳定 2 小时以上	表柔比星、奈达铂、柔红霉素、参芪注射液
氟尿嘧啶	静脉滴注：用 5%葡萄糖注射液或 0.9%氯化钠注射液稀释，浓度不高于 50mg/ml，滴注 6～8 小时。可用输液泵连续给药 24 小时	稀释后 25℃下可避光放置 12 小时	TPN、阿糖胞苷、昂丹司琼、奥沙利铂、表柔比星、长春瑞滨、长春西汀、地西泮、多柔比星、非格司亭、芬太尼、氟哌利多、甲氨蝶呤、甲氧氯普胺、卡铂、两性霉素 B 胆固醇脂质体复合物、吗啡、奈达铂、柔红霉素、参芪注射液、顺铂、万古霉素、亚叶酸钙、伊立替康

续表

药品名称	配制方法	溶液、稀释液的稳定性	配伍禁忌
吉西他滨	静脉滴注：将 0.2g 规格的本品以 0.9%氯化钠注射液 5ml 溶解或将 1g 规格的本品以 0.9%氯化钠注射液 25ml 溶解，使其溶解后的浓度为 38mg/ml。使用前再以 0.9%氯化钠注射液进一步稀释，终浓度可能低至 0.1mg/ml	配制溶液应贮存在室温并在 24 小时内使用，配制好的吉西他滨溶液不得冷藏，以防结晶析出	表柔比星、复方甘草酸苷、奈达铂、泮托拉唑、柔红霉素、参芪注射液
甲氨蝶呤	1. 鞘内注射：本品注射剂以 0.9%氯化钠注射液稀释至 1mg/ml。10ml：1000mg 规格的注射液为高渗溶液，禁用于鞘内注射 2. 静脉滴注：将本品溶于 5%葡萄糖注射液或 0.9%氯化钠注射液 500～1000ml 静脉滴注，于 4～6 小时滴完	用 5%葡萄糖注射液稀释成 0.225～24mg/ml 溶液，可室温放置 24 小时。用氯化钠稀释成相同浓度溶液，4℃下避光可放置更久	表柔比星、丙泊酚、博来霉素、氟尿嘧啶、氟哌利多、肝素、吉西他滨、甲氧氯普胺、雷尼替丁、氯丙嗪、咪达唑仑、纳布啡、奈达铂、泼尼松龙、参芪注射液、伊达比星、异环磷酰胺
克拉屈滨	稀释于 500ml 0.9%氯化钠注射液中静脉滴注	稀释液 2～8℃下可保存 8 小时	禁止与其他药物配伍
雷替曲塞	静脉滴注：成人推荐剂量为 3mg/m²，用 50～250ml 的 5%葡萄糖注射液或 0.9%氯化钠注射液溶解稀释后静脉滴注，给药时间为 15 分钟	与大输液配伍可稳定 8 小时以上，针管内配伍可稳定 2 小时以上	表柔比星、奈达铂、参芪注射液
培美曲塞	静脉滴注：将本品粉针剂用 0.9%氯化钠注射液溶解为 25mg/ml 的溶液，随后再用 0.9%氯化钠注射液稀释至 100ml，静脉滴注超过 10 分钟	溶液和稀释液在冷藏条件下可保存 24 小时	昂丹司琼、表柔比星、丙氯拉嗪、多巴酚丁胺、多柔比星、多西环素、氟哌利多、含钙的注射液、环丙沙星、吉西他滨、甲硝唑、两性霉素 B、林格、氯丙嗪、米诺环素、米托蒽醌、纳布啡、庆大霉素、参芪注射液、头孢噻肟、头孢他啶、头孢替坦、头孢西丁、头孢唑林、托泊替康、妥布霉素、伊立替康
替加氟	静脉滴注：0.8～1g 或一次 15～20mg/kg，用 5%葡萄糖注射液或 0.9%氯化钠注射液 500ml 稀释。若遇冷析出结晶，可温热使溶解并摇匀后使用	与大输液配伍可稳定 8 小时以上，针管内配伍可稳定 2 小时以上	12 种复合维生素、阿莫西林克拉维酸钾、氨溴索、昂丹司琼、苯海拉明钙、表柔比星、重组鲑降钙素、醋酸钙、低钙腹膜透析液（乳酸盐）、多种微量元素（Ⅱ）、二丁酰环磷腺苷钙、泛酸钙、复方氯化钠、复方水溶性维生素、腹膜透析液、肝素钙、谷氨酸钙、鲑降钙素、果糖酸钙、赖氨匹林、林格、硫酸镁、氯化钙、氯化镁、门冬氨酸钙、门冬氨酸钾镁、钠钾镁钙葡萄糖、奈达铂、葡庚糖酸钙、葡萄糖酸镁、柔红霉素、乳酸钙、乳酸林格、三磷酸腺苷二钠氯化镁、碳酸氢钙、维生素 C、溴化钙、亚锡葡萄糖酸钙、亚叶酸钙、依地酸钙钠、依降钙素、异甘草酸镁、左亚叶酸钙

第三节　铂　　类

铂类注射剂配制、稳定性及其配伍禁忌见表 12-3。

表 12-3　铂类注射剂配制、稳定性及其配伍禁忌

药品名称	配制方法	溶液、稀释液的稳定性	配伍禁忌
奥沙利铂	静脉滴注：本品粉针剂每 50mg 以 5%葡萄糖注射液或注射用水 10ml 溶解，使浓度为 5mg/ml，此溶液以 5% 葡萄糖注射液 250～500ml 稀释为＞0.2mg/ml 的溶液	奥沙利铂与 5%葡萄糖注射液配制的溶液应立即使用，6 小时内稳定	氨茶碱、氨丁三醇、表柔比星、氟尿嘧啶、林格、氯化铵、氯化钙、氯化钾、氯化镁、氯化钠、氯化锶[89Sr]、氯化铊、奈达铂、柔红霉素、乳酸林格、乳酸钠、三磷酸腺苷二钠氯化镁、参芪注射剂、碳酸氢钠、杏芎注射液、亚锡焦磷酸钠、亚锡喷替酸、亚锡葡庚糖酸钠、亚锡双半胱氨酸、亚叶酸钙
卡铂	静脉滴注：本品粉针剂用 5%葡萄糖注射液溶解，使浓度为 10mg/ml，再用 5%葡萄糖注射液 250～500ml 稀释至浓度为 0.5mg/ml；本品注射液用 5%葡萄糖注射液 250～500ml 稀释	溶解后应在 8 小时内用完	表柔比星、氟尿嘧啶、美司钠、奈达铂、柔红霉素、碳酸氢钠
洛铂	静脉滴注：本品粉针剂以注射用水 5ml 溶解，以 5%葡萄糖注射液 250～500ml 稀释	溶解后的溶液在 2～8℃条件下可存放 4 小时	表柔比星、氯化钠、奈达铂、柔红霉素、参芪注射剂
奈达铂	静脉滴注：本品粉针剂以 0.9%氯化钠注射液溶解，随后再稀释至 500ml，滴注时间不应少于 1 小时	大输液中可稳定 8 小时以上，针管内配伍可稳定 2 小时以上	α 干扰素、阿柔比星、阿糖胞苷、安吖啶、安西他滨、奥沙利铂、巴利昔单抗、白消安、斑蝥酸钠、贝伐珠单抗、苯丁酸氮芥、吡柔比星、表柔比星、博安霉素、博来霉素、长春地辛、长春碱、长春瑞滨、长春新碱、重组人 5 型腺病毒、重组人Ⅱ型肿瘤坏死因子受体-抗体融合蛋白、重组人 p53 腺病毒、重组人白介素-2、重组人干扰素、重组人血管内皮抑制素、达卡巴嗪、氮芥、地西他滨、碘[131I]美妥昔单抗、碘[131I]肿瘤细胞核人鼠嵌合单克隆抗体、多柔比星、多西他赛、放线菌素 D、氟达拉滨、氟尿苷、氟尿嘧啶、氟维司群、福美坦、福莫司汀、高三尖杉酯碱、戈舍瑞林、槐定碱、环磷酰胺、黄芪多糖、吉西他滨、甲氨蝶呤、金葡素、卡铂、卡莫司汀、榄香烯、雷替曲塞、利妥昔单抗、洛铂、麦角新碱、门冬酰胺酶、米托蒽醌、尼莫司汀、尼妥珠单抗、尿多酸肽、培美曲塞、培门冬酶、硼替佐米、平阳霉素、羟喜树碱、曲妥珠单抗、去甲斑蝥酸钠、去水卫矛醇、柔红霉素、塞替派、三氧化二砷、顺铂、丝裂霉素、替加氟、替尼泊苷、托泊替康、卫矛醇、西妥昔单抗、硝卡芥、伊达比星、伊立替康、依托泊苷、异环磷酰胺、紫杉醇、左亚叶酸钙、唑来膦酸

续表

药品名称	配制方法	溶液、稀释液的稳定性	配伍禁忌
顺铂	静脉滴注：本品小容量注射液和粉针剂用0.9%氯化钠注射液或5%葡萄糖注射液稀释。对于大剂量用药（＞50mg/m²），给予500～1000ml 0.9%氯化钠注射液或5%葡萄糖氯化钠注射液	用0.9%氯化钠注射液稀释成浓度为0.05～0.9mg/ml时，在25℃下可保存24小时。用5%葡萄糖注射液稀释成浓度为0.05～0.5mg/ml时，在25℃下可保存24小时	氨磷汀、表柔比星、氟尿嘧啶、甲氧氯普胺、两性霉素B胆固醇脂质体复合物、硫辛酸、奈达铂、哌拉西林他唑巴坦、塞替派、碳酸氢钠、头孢吡肟

第四节　抗肿瘤抗生素

抗肿瘤抗生素注射剂配制、稳定性及其配伍禁忌见表12-4。

表12-4　抗肿瘤抗生素注射剂配制、稳定性及其配伍禁忌

药品名称	配制方法	溶液、稀释液的稳定性	配伍禁忌
阿柔比星	1. 静脉滴注：本品粉针剂用氯化钠注射液或5%葡萄糖注射液溶解和稀释 2. 静脉注射：将本品溶于10ml等渗盐水中	大输液配伍类型可稳定8小时以上，针管内配伍类型可稳定2小时以上，不发生改变或药物损失＜10%	氨茶碱、表柔比星、复方甘草酸单铵S、果糖二磷酸钠、琥珀酰明胶、奈达铂、参芪注射液
吡柔比星	静脉/动脉注射：本品粉针剂以5%葡萄糖注射液或注射用水10ml溶解	溶解后的药液室温下保存不得超过6小时	表柔比星、奈达铂、柔红霉素、参芪注射液
表柔比星	静脉滴注：本品粉针剂用灭菌注射用水溶解，浓度不超过2mg/ml，随后用100～250ml的0.9%氯化钠注射液或5%葡萄糖注射液稀释。本品注射液用0.9%氯化钠注射液或5%葡萄糖注射液稀释	稀释浓度为0.04～0.1mg/ml时，在不考虑微生物学的情况下于25℃避光放置4周，降解率＜5%	α干扰素、阿柔比星、阿糖胞苷、安吖啶、氨茶碱、奥沙利铂、巴利昔单抗、白消安、斑蝥酸钠、贝伐珠单抗、苯丁酸氮芥、吡柔比星、博安霉素、博来霉素、长春地辛、长春碱、长春瑞滨、长春新碱、重组集成干扰素α、重组人5型腺病毒、重组人p53腺病毒、重组人白介素-2、重组人血管内皮抑制素、达肝素、达卡巴嗪、氮芥、地西他滨、碘[131I]美妥昔单抗、碘[131I]肿瘤细胞核人鼠嵌合单克隆抗体、多柔比星、多西他赛、放线菌素D、氟达拉滨、氟尿苷、氟尿嘧啶、氟维司群、福美坦、福莫司汀、复方氟尿嘧啶、肝素、高三尖杉酯碱、戈舍瑞林、槐定碱、环磷酰胺、黄芪多糖、吉西他滨、甲氨蝶呤、金葡素、卡铂、卡莫司汀、拉氧头孢、榄香烯、雷替曲塞、利妥昔单抗、洛铂、门冬酰胺酶、米托蒽醌、奈达铂、尼莫司汀、尼妥珠单抗、尿多酸肽、培美曲塞、培门冬酶、硼替佐米、平阳霉素、羟喜树碱、曲妥珠单抗、去甲斑蝥酸钠、去水卫矛醇、塞替派、三氧化二砷、顺铂、丝裂霉素、替加氟、替尼泊苷、头孢菌素、托泊替康、卫矛醇、西妥昔单抗、硝卡芥、伊达比星、伊立替康、依诺肝素、依托泊苷、异环磷酰胺、紫杉醇、左亚叶酸钙、唑来膦酸

药品名称	配制方法	溶液、稀释液的稳定性	配伍禁忌
博安霉素	用注射用水 2～4ml 溶解后肌内注射或静脉注射	尚不清楚	尚不清楚
博来霉素	1. 肌内注射/皮下注射：本品粉针剂用注射用水、0.9%氯化钠注射液或葡萄糖注射液 5ml 溶解，以不高于 1mg(效价)/ml 浓度为宜。首次用药时应先肌内注射 1/3 剂量，若无反应，再注射其余剂量 2. 静脉注射/静脉滴注：本品粉针剂用注射用水、0.9%氯化钠注射液或葡萄糖注射液 5～20ml 溶解。静脉注射可引起血管疼痛，应注意注射速度和浓度，尽可能缓慢给药	用 0.9%氯化钠注射液稀释后在玻璃瓶或 PVC 袋中 23℃可存放 24 小时；用葡萄糖注射液稀释后 23℃可存放 8 小时	12 种复合维生素、氨茶碱、表柔比星、地西泮、复方水溶性维生素、甲氨蝶呤、奈达铂、萘夫西林、哌拉西林他唑巴坦、青霉素、氢化可的松、柔红霉素、参麦注射液、丝裂霉素、羧苄西林、特布他林、头孢菌素类、维生素 C、亚胺培南西司他丁、乙酰半胱氨酸
多柔比星	静脉滴注：本品粉针剂以注射用水或氯化钠注射液溶解，使其浓度为 2mg/ml。每小瓶内容物用 5ml 0.9%氯化钠注射液溶解。加入溶解液后，可轻摇小瓶半分钟使内容物溶解，但不要倒转小瓶。配制后的溶液通过通畅的输液管进行静脉缓慢输注 2～3 分钟，这样可减少血栓形成和由药物外溢导致蜂窝织炎和水疱的危险。如需连续静脉滴注，仅可通过中央静脉给药	配制后的溶液于室温避光条件下可保持稳定 24 小时，4～10℃条件下可保持稳定 48 小时	TPN、阿昔洛韦、氨茶碱、表柔比星、长春碱、地塞米松、地西泮、呋塞米、氟尿嘧啶、肝素、环磷酰胺、拉氧头孢、氢化可的松、头孢菌素、依诺肝素
放线菌素 D	1. 静脉注射：本品粉针剂用 0.9%氯化钠注射液 20～40ml 溶解 2. 静脉滴注：本品 0.2～0.4mg 以 500ml 的 5%葡萄糖注射液稀释	本品以 5%葡萄糖注射液稀释至最终浓度为 7.5～9.8μg/ml 的溶液于室温放置 24 小时，降解率<10%	表柔比星、奈达铂、柔红霉素、参芪注射液
米托蒽醌	静脉滴注：本品注射剂以 50ml 以上的 0.9%氯化钠注射液或 5%葡萄糖注射液稀释。注射剂滴注时间不应少于 30 分钟	稀释后立即使用，不能冷冻	TPN、氨曲南、表柔比星、丙泊酚、多柔比星脂质体、肝素、两性霉素 B 胆固醇脂质体复合物、奈达铂、哌拉西林他唑巴坦、氢化可的松、参芪注射液、紫杉醇

续表

药品名称	配制方法	溶液、稀释液的稳定性	配伍禁忌
平阳霉素	1. 肌内注射：本品粉针剂以 0.9%氯化钠注射液溶解，稀释后浓度为 4～15mg/ml 2. 静脉注射：本品粉针剂以 0.9%氯化钠注射液或 5%葡萄糖注射液 5～20ml 溶解，稀释后浓度为 4～15mg/ml 3. 动脉注射：本品粉针剂 4～8mg 以含抗凝药（如肝素）的 0.9%氯化钠注射液 3～25ml 溶解，作单次动脉注射或持续动脉注射 4. 瘤体内注射。①淋巴管瘤：本品粉针剂 4～8mg 以注射用水 2～4ml 溶解。②血管瘤：本品粉针剂 4～8mg 以 0.9%氯化钠注射液或利多卡因注射液 3～5ml 溶解 5. 息肉内注射：本品粉针剂 8mg 以 0.9%氯化钠注射液4ml 溶解	与大输液配伍可稳定 8 小时以上，针管内配伍可稳定 2 小时以上	表柔比星、奈达铂、哌拉西林他唑巴坦、柔红霉素、参麦注射液、参芪注射液、头孢地嗪、头孢呋辛、头孢拉定、亚胺培南西司他丁、乙酰半胱氨酸
柔红霉素	1. 静脉注射：本品粉针剂每 20mg 用 0.9%氯化钠注射液 10ml 溶解 2. 静脉滴注：本品粉针剂每 20mg 用 0.9%氯化钠注射液250ml 溶解，1 小时内滴完	稀释液室温下避光可放置 24 小时。4～10℃下 48 小时保持稳定	12 种复合维生素、安吖啶、氨茶碱、氨曲南、奥沙利铂、巴利昔单抗、白消安、斑蝥酸钠、贝伐珠单抗、苯丁酸氮芥、吡柔比星、苄星青霉素、别嘌醇、博安霉素、博来霉素、长春地辛、长春碱、长春瑞滨、重组集成干扰素、重组人 5 型腺病毒、重组人 p53 腺病毒、重组人白介素-2、重组人血管内皮抑制素、达肝素钠、达卡巴嗪、氮芥、地塞米松、地西他滨、碘[131I]美妥昔单抗、碘[131I]肿瘤细胞核人鼠嵌合单克隆抗体、多西他赛、放线菌素 D、氟达拉滨、氟尿苷、氟维司群、福美坦、福莫司汀、复方水溶性维生素、肝素、高三尖杉酯碱、戈舍瑞林、槐定碱、黄芪多糖、吉西他滨、金葡素、精氨酸、精制人 α 干扰素、卡铂、卡莫司汀、榄香烯、利妥昔单抗、洛铂、奈达铂、尼妥珠单抗、尿激酶、哌拉西林他唑巴坦、硼替佐米、平阳霉素、羟喜树碱、青霉素、曲妥珠单抗、去甲斑蝥酸钠、去水卫矛醇、塞替派、三氧化二砷、替加氟、替尼泊苷、头孢吡肟、头孢呋辛、头孢拉定、头孢美唑、头孢米诺、头孢哌酮、头孢噻肟、头孢他啶、头孢唑林、托泊替康、维生素 C、卫矛醇、西妥昔单抗、硝卡芥、伊达比星、伊立替康、依诺肝素、依托泊苷、异环磷酰胺、紫杉醇、左亚叶酸钙、唑来膦酸

续表

药品名称	配制方法	溶液、稀释液的稳定性	配伍禁忌
丝裂霉素	静脉注射、动脉注射：一次6~8mg，每2mg以5ml注射用水溶解后注射	用注射用水配制的药物（0.5mg/ml）冷藏下可储存14天，或室温下储存7天。用5%葡萄糖注射液（20~40μg/ml）稀释的药物在室温下稳定3小时，溶解后应在4~6小时使用	12种复合维生素、氨曲南、表柔比星、博来霉素、长春瑞滨、非格司亭、复方水溶性维生素、吉西他滨、木糖醇、奈达铂、哌拉西林他唑巴坦、沙格司亭、参麦注射液、参芪注射液、头孢吡肟、头孢地嗪、头孢呋辛、头孢拉定、维生素C、亚胺培南西司他丁、依托泊苷、乙酰半胱氨酸
伊达比星	每5mg用5ml注射用水溶解后静脉注射	溶解后室温下可稳定72小时，2~8℃下可稳定7天	阿昔洛韦、氨苄西林舒巴坦、长春新碱、地塞米松、呋塞米、肝素、甲氨蝶呤、碱性溶液(如碳酸氢钠)、克林霉素、美洛西林、哌替啶、氢化可的松、庆大霉素、沙格司亭、头孢他啶、头孢唑林、万古霉素、亚胺培南西司他丁、依托泊苷

第五节 植物来源抗肿瘤药

植物来源抗肿瘤药注射剂配制、稳定性及其配伍禁忌见表12-5。

表12-5 植物来源抗肿瘤药注射剂配制、稳定性及其配伍禁忌

药品名称	配制方法	溶液、稀释液的稳定性	配伍禁忌
多西他赛	静脉滴注：本品注射液以0.9%氯化钠注射液或5%葡萄糖注射液稀释（终浓度为0.3~0.74mg/ml，不得超过0.74mg/ml），滴注时间为1小时	稀释后6小时内(含1小时的滴注时间)使用	表柔比星、奈达铂、柔红霉素、参芪注射液
长春地辛	1. 静脉注射：将本品粉针剂以0.9%氯化钠注射液溶解 2. 静脉滴注：每次3mg/m² 以5%葡萄糖注射液500~1000ml溶解并稀释，静脉给药速度应缓慢，滴注时间为6~12小时；也可溶于0.9%氯化钠注射液200ml中缓慢滴注，连续静脉滴注24小时以上	以0.9%氯化钠注射液配制的稀释液应在6小时内使用，以5%葡萄糖注射液稀释成0.02mg/ml或0.0476mg/ml的溶液室温下放置24小时降解率<10%	表柔比星、奈达铂、柔红霉素、参芪注射液
长春碱	静脉注射：一次10mg（或6mg/m²），用0.9%氯化钠注射液或5%葡萄糖注射液20~30ml稀释后静脉冲入，必须直接注入静脉或者通过埋在静脉内的导管注入，一次注射约1分钟	稀释液室温避光可放置24小时。建议稀释液立即使用	表柔比星、呋塞米、肝素、奈达铂、柔红霉素、参芪注射液、头孢吡肟

续表

药品名称	配制方法	溶液、稀释液的稳定性	配伍禁忌
长春瑞滨	1. 静脉注射：将本品注射剂用 0.9%氯化钠注射液稀释至 1.5～3.0mg/ml。于短时间（6～10 分钟）内静脉注射。随后以至少 250ml 的 0.9%氯化钠注射液冲洗静脉 2. 静脉滴注：将本品注射剂用 0.9%氯化钠注射液稀释至 0.5～2.0mg/ml	稀释液室温下或冷藏 24 小时内稳定	阿昔洛韦、氨苄西林、氨茶碱、表柔比星、别嘌醇、茶碱、呋塞米、氟尿嘧啶、更昔洛韦、磺胺甲噁唑、甲泼尼龙、甲氧苄啶磺胺甲噁唑、两性霉素 B、奈达铂、哌拉西林、柔红霉素、乳酸钠、塞替派、参芪注射液、丝裂霉素、碳酸氢钠、头孢哌酮、头孢曲松、头孢唑林
长春新碱	静脉注射：临用前溶于 0.9%氯化钠注射液 20ml 中静脉注射	本品与 0.9%氯化钠注射液混合后 4 小时内无外观及物理性质改变	表柔比星、呋塞米、肌苷、奈达铂、参芪注射液、碳酸氢钠、头孢吡肟、伊达比星
高三尖杉酯碱	静脉滴注：溶于 5%葡萄糖注射液 250～500ml 中，缓慢滴注 3 小时以上	高三尖杉酯碱与 5%葡萄糖注射液或 0.9%氯化钠注射液大输液配伍可稳定 8 小时以上，针管内配伍可稳定 2 小时以上	表柔比星、奈达铂、柔红霉素、参芪注射液
羟喜树碱	1. 静脉注射：一日 4～6mg，用 0.9%氯化钠注射液 20ml 溶解或稀释，缓缓注射 2. 静脉滴注：一日 6～8mg/m^2，用 0.9%氯化钠注射液稀释	与 0.9%氯化钠注射液大输液配伍可稳定 8 小时，针管内配伍可稳定 2 小时以上	阿洛西林、氨苄西林舒巴坦、表柔比星、含葡萄糖的注射液、奈达铂、柔红霉素、参芪注射液
替尼泊苷	静脉滴注：将本品注射液 50mg 用 5%葡萄糖注射液或 0.9%氯化钠注射液 50ml、125ml、250ml 或 500ml 稀释，使其终浓度分别为 1mg/ml、0.4mg/ml、0.2mg/ml 和 0.1mg/ml。本品不应静脉注射或快速静脉滴注（滴注时间不少于 30 分钟），以减少发生低血压的可能性	稀释后的溶液在普通日光灯下 24 小时可保持稳定，但终浓度为 1mg/ml 的稀释液在室温和普通日光灯下稳定性稍差，应在配制后 4 小时内使用	表柔比星、达肝素钠、肝素、奈达铂、柔红霉素、参芪注射剂、依诺肝素
伊立替康	静脉滴注：本品注射液应以 5%葡萄糖注射液或 0.9%氯化钠注射液稀释至终浓度为 0.12～2.8mg/ml，静脉滴注 30～90 分钟	在 2～8℃条件下贮藏时间不应超过 24 小时，或在室温条件下（25℃）贮藏时间不超过 6 小时	表柔比星、氟尿嘧啶、奈达铂、柔红霉素、参芪注射液、亚叶酸钙

药品名称	配制方法	溶液、稀释液的稳定性	配伍禁忌
依托泊苷	静脉滴注：①本品粉针剂每 100mg 以无菌注射用水、5%葡萄糖注射液、0.9%氯化钠注射液、苯甲醇抑菌注射液或苯甲醇抑菌注射用氯化钠液 5ml 或 10ml 溶解(溶解后浓度分别为 20mg/ml 或 10mg/ml)，再以 5%葡萄糖注射液或 0.9%氯化钠注射液进一步稀释，使其最低浓度达 0.1mg/ml (稀释后浓度不应超过 0.25mg/ml)。②本品注射液应以氯化钠注射液稀释，稀释后浓度不应超过 0.25mg/ml。本品注射剂滴注速度不得过快，每次至少滴注 30 分钟	溶解和稀释后需立即使用	表柔比星、丙氯拉嗪、非格司亭、甲泼尼龙、两性霉素 B、氯丙嗪、奈达铂、柔红霉素、丝裂霉素、头孢吡肟、亚胺培南西司他丁、伊达比星
紫杉醇	静脉滴注：本品注射液滴注前必须加以稀释，临用前将其稀释于 0.9%氯化钠注射液、5%葡萄糖注射液、5% 葡萄糖加 0.9%氯化钠注射液或 5%葡萄糖林格液中，最终稀释为 0.3~1.2mg/ml 的溶液。静脉滴注 3 小时或遵医嘱	紫杉醇与 0.9%氯化钠注射液配伍，在室温(25℃)和室内灯光下 24 小时稳定。紫杉醇与 5%葡萄糖注射液在聚烯烃容器中配伍，在 22℃放置 48 小时，化学性质稳定	表柔比星、甲泼尼龙、两性霉素 B、氯丙嗪、米托蒽醌、奈达铂、羟嗪、柔红霉素、参芪注射液

第六节　单克隆抗体

单克隆抗体注射剂配制、稳定性及其配伍禁忌见表 12-6。

表 12-6　单克隆抗体注射剂配制、稳定性及其配伍禁忌

药品名称	配制方法	溶液、稀释液的稳定性	配伍禁忌
贝伐珠单抗	本品注射液用 0.9%氯化钠注射液稀释，终浓度为 1.4~16.5mg/ml	在 2~30℃，0.9%氯化钠注射液中，化学和物理稳定性可保持 48 小时。从微生物角度，建议配制即用，稀释后的药液在 2~8℃条件下保存不宜超过 24 小时，不可冷冻保存	表柔比星、含葡萄糖注射液、奈达铂、柔红霉素、参芪注射液
利妥昔单抗	将本品注射液用 0.9%氯化钠注射液或 5%葡萄糖注射液稀释，稀释后浓度为 1mg/ml	配制后的注射液在室温下可保存 12 小时，在冷藏(2~8℃)条件下可保存 24 小时	表柔比星、奈达铂、柔红霉素、参芪注射液

续表

药品名称	配制方法	溶液、稀释液的稳定性	配伍禁忌
纳武单抗	用 0.9%氯化钠注射液或 5%葡萄糖注射液稀释至 1~10mg/ml 后静脉滴注	稀释液避光 2~8℃条件下保存不宜超过 24 小时,室温下保存不超过 8 小时	禁止与其他药物配伍
帕博利珠单抗	用 0.9%氯化钠注射液或 5%葡萄糖注射液稀释至 1~10mg/ml 后静脉滴注	稀释液避光 2~8℃条件下保存不宜超过 96 小时,室温下保存不超过 6 小时	禁止与其他药物配伍
曲妥珠单抗	本品粉针剂可用提供的稀释液或无菌注射用水溶解(440mg 规格以 20ml 提供的稀释液或注射用水复溶;150mg 规格以 7.2ml 注射用水溶解),使其浓度为 21mg/ml。取所需量的复溶液,以 0.9%氯化钠注射液 250ml 稀释	以提供的稀释液复溶的溶液可在 2~8℃下保存 28 天,以注射用水复溶的溶液可在 2~8℃下保存 48 小时。稀释后的溶液可在 2~8℃下保存 24 小时	表柔比星、含葡萄糖注射液、奈达铂、柔红霉素、参芪成方
特瑞普利单抗	用 0.9%氯化钠注射液或 5%葡萄糖注射液稀释至 1~10mg/ml 后静脉滴注	稀释液在室温下放置不超过 8 小时,这包括室温下贮存在输液袋的时间及输液过程的持续时间。在 2~8℃下保存时间不超过 24 小时	禁止与其他药物配伍
西妥昔单抗	静脉滴注:①本品注射液不可静脉注射(包括静脉快速注射),可使用输液泵、重力滴注或注射器泵给药,滴注即将结束时必须使用 0.9%无菌氯化钠溶液冲洗输液管。②本品初始给药滴注时间为120分钟,随后每周给药滴注时间为60分钟,最大滴注速度为10ml/min	本品开启后建议立即使用,在 20~25℃可保存 8 小时,2~8℃可保存 12 小时	表柔比星、奈达铂、柔红霉素、参芪注射液
信迪利单抗	本品注射液用 0.9%氯化钠注射液稀释,终浓度为 1.5~5mg/ml	稀释液避光 2~8℃条件下保存不宜超过 24 小时,室温下保存不超过 6 小时	禁止与其他药物配伍

第七节 蛋白酶体抑制剂

蛋白酶体抑制剂注射剂配制、稳定性及其配伍禁忌见表 12-7。

表 12-7 蛋白酶体抑制剂注射剂配制、稳定性及其配伍禁忌

药品名称	配制方法	溶液、稀释液的稳定性	配伍禁忌
卡非佐米	静脉滴注:溶于 50ml 或 100ml 5%葡萄糖注射液中	稀释液在 2~8℃条件下保存不宜超过 24 小时,室温下保存不超过 4 小时	不推荐与其他药物配伍

药品名称	配制方法	溶液、稀释液的稳定性	配伍禁忌
硼替佐米	用 3.5ml 0.9%氯化钠注射液完全溶解后在 3～5 秒通过中央静脉导管或外周静脉注射，随后使用注射用 0.9%氯化钠注射液冲洗	溶解后应在 8 小时内使用	不推荐与其他药物配伍

第八节　其他抗肿瘤药

其他抗肿瘤药注射剂配制、稳定性及其配伍禁忌见表 12-8。

表 12-8　其他抗肿瘤药注射剂配制、稳定性及其配伍禁忌

药品名称	配制方法	溶液、稀释液的稳定性	配伍禁忌
重组改构人肿瘤坏死因子	每支药物用 2ml 注射用水溶解后肌内注射	本品宜现配现用	禁止与其他药物配伍
重组人干扰素 α1b	皮下注射/肌内注射每支注射用重组人干扰素 α1b 用灭菌注射用水 1ml 溶解	溶解后应一次用完，不得分次使用	表柔比星、奈达铂、柔红霉素、参芪注射液
重组人干扰素 γ	肌内注射	溶解后应一次用完，不得分次使用	尚不明确
重组人白介素-11	皮下注射：每 1.5mg 本品粉针剂以 1ml 注射用水溶解。本品粉针剂可用专用溶解液溶解后，再用 0.9%氯化钠注射液稀释至所需浓度。溶解后如有不能散开的沉淀或异物，则不得使用	溶解后的溶液应于 2～8℃冷藏或 25℃以下室温保存，3 小时内用完	阿米卡星、卡那霉素、链霉素、氯霉素
重组人血管内皮抑制素	静脉滴注：本品注射液以 500ml 0.9%氯化钠注射液稀释	室温下可保存 24 小时	表柔比星、奈达铂、柔红霉素、参芪注射液
地尼白介素	静脉滴注：用 0.9%氯化钠注射液稀释至浓度≥15μg/ml	稀释后应在 6 小时内使用	禁止与其他药物配伍
榄香烯	一次 0.4～0.6g，用 5%葡萄糖注射液、0.9%氯化钠注射液 300～400ml 稀释，也可用 10%或 20%脂肪乳注射液 150ml 稀释	榄香烯与脂肪乳、0.9%氯化钠注射液、5%葡萄糖注射液配伍，大输液中可稳定 8 小时以上，针管内配伍可稳定 2 小时以上	表柔比星、卡介苗、狂犬疫苗、奈达铂、柔红霉素、参芪注射液、舒血宁

续表

药品名称	配制方法	溶液、稀释液的稳定性	配伍禁忌
门冬酰胺酶	1. 静脉滴注。①门冬酰胺酶(埃希)：本品粉针剂每1万U以灭菌注射用水或氯化钠注射液5ml溶解，使其浓度为2000U/ml，再经正在滴注的0.9%氯化钠注射液或5%葡萄糖注射液的侧管注入。②门冬酰胺酶(欧文)：本品粉针剂每1万U以0.9%氯化钠注射液1ml或2ml缓慢溶解，使其浓度分别为10 000U/ml或5000U/ml，再以0.9%氯化钠注射液100ml稀释。静脉滴注的时间不得少于半小时 2. 肌内注射。①门冬酰胺酶(埃希)：本品粉针剂每1万U以0.9%氯化钠注射液2ml溶解，使其浓度为5000U/ml。②门冬酰胺酶(欧文)：本品粉针剂每1万U以0.9%氯化钠注射液1ml或2ml缓慢溶解,使其浓度分别为 10 000U/ml或5000U/ml	溶解后的药液应于4小时内使用，且不可冷冻或冷藏	表柔比星、奈达铂、参芪注射液
尿多酸肽	用0.9%氯化钠注射液或5%葡萄糖注射液，按1∶1稀释后静脉滴注	尚不明确	尚不明确
三氧化二砷	静脉滴注：用5%葡萄糖注射液或0.9%氯化钠注射液500ml稀释后滴注3～4小时	室温下72小时或冷藏72小时，本品溶液浓度变化<10%。室温下14天或冷藏14天，本品溶液浓度几乎没有变化	表柔比星、奈达铂、柔红霉素、参芪注射液

第九节 抗肿瘤辅助药

抗肿瘤辅助药注射剂配制、稳定性及其配伍禁忌见表12-9。

表12-9 抗肿瘤辅助药注射剂配制、稳定性及其配伍禁忌

药品名称	配制方法	溶液、稀释液的稳定性	配伍禁忌
昂丹司琼	本品小容量注射剂可用以下静脉滴注液稀释：0.9%氯化钠注射液、5%葡萄糖注射液、10%甘露醇注射液、林格注射液、0.3%氯化钾加0.9%氯化钠注射液、0.3%氯化钾加5%葡萄糖注射液	本品在0.9%氯化钠注射液、5%葡萄糖注射液、复方氯化钠注射液和10%甘露醇注射液中稳定(室温或冷藏条件可保持稳定1周)，但仍须临用前配制	阿莫西林舒巴坦、阿扑吗啡、阿昔洛韦、奥美拉唑、丹参多酚酸盐、丹参粉针剂、地塞米松、地西泮、多烯磷脂酰胆碱、呋塞米、氟尿嘧啶、氟哌利多、甘草酸二铵、甘油磷酸钠、果糖二磷酸钠、还原型谷胱甘肽、肌苷、甲硝唑磷酸二钠、兰索拉唑、美罗培南、美洛西林、美司钠、泮托拉唑、肾康、碳酸氢钠、替加氟、头孢孟多、头孢哌酮、头孢哌酮舒巴坦、头孢匹胺、异甘草酸镁、左氧氟沙星

药品名称	配制方法	溶液、稀释液的稳定性	配伍禁忌
福沙匹坦二甲葡胺	静脉滴注：用 0.9%氯化钠注射液稀释至 1mg/ml	稀释液室温下可保存 24 小时	与含多价阳离子的注射液，如林格、葡萄糖酸钙存在配伍禁忌
甘氨双唑钠	静脉滴注：于放射治疗前将药物加入 0.9%氯化钠注射液 100ml 中充分摇匀后，于 30 分钟内滴完，给药后 60 分钟内进行放射治疗，放疗为隔日 1 次，每周 3 次	甘氨双唑钠与 5%葡萄糖注射液、0.9%氯化钠注射液配伍在 20℃避光、20℃和 35℃三种条件下分别在 24 小时、24 小时、16 小时内较稳定	尚不明确
格拉司琼	静脉滴注：成人用量通常为 3mg，用 20～50ml 0.9%氯化钠注射液或 5%葡萄糖注射液稀释后，于治疗前 30 分钟静脉滴注，给药时间应超过 5 分钟	本品与 5%葡萄糖注射液或 0.9%氯化钠注射液配伍 20℃荧光灯下放置 24 小时，药物几乎没有损失	阿扑吗啡、苄星青霉素、二氮嗪、两性霉素 B、氯氮草、肾康注射液
美司钠	静脉滴注：用 5%葡萄糖注射液稀释后滴注	本品与 5%葡萄糖注射液配伍，室温下 24 小时，美司钠损失 5%，48 小时美司钠损失 13%	50-50 混合人胰岛素、70-30 混合人胰岛素、昂丹司琼、苯丁酸氮芥、重组人胰岛素、氮芥、精蛋白锌重组人胰岛素、卡铂、门冬胰岛素
帕洛诺司琼	本品注射液直接静脉注射	本品与 5%葡萄糖注射液、0.9%氯化钠注射液配伍于 23℃在荧光灯下 48 小时和 4℃下可保存 14 小时	禁止与其他药物混合
托烷司琼	静脉滴注：将本品粉针剂或小容量注射液溶于 100ml 常用注射液（0.9%氯化钠注射液、林格注射液或 5%葡萄糖注射液）中，或缓慢加入已有的静脉输液中	本品与 5%葡萄糖注射液、0.9%氯化钠注射液配伍稳定	阿扑吗啡、地塞米松、夫西地酸、泮托拉唑、痰热清
香菇多糖	1. 香菇多糖注射液：每次 1mg 稀释于 5%葡萄糖注射液、0.9%氯化钠注射液 250ml 作静脉滴注液；或每次 1mg 用 5%葡萄糖注射液 20ml 稀释作静脉注射液 2. 注射用香菇多糖：每瓶 1mg 加入 5%葡萄糖 5～10ml，振摇使之溶解作静脉注射液；或每瓶 1mg 加入 2ml 灭菌注射用水，溶解后稀释于 5%葡萄糖注射液、0.9%氯化钠注射液 250ml 作静脉滴注液	即配即用	头孢他啶

续表

药品名称	配制方法	溶液、稀释液的稳定性	配伍禁忌
亚叶酸钙	本品小容量注射液临用前以 5%葡萄糖注射液或 0.9%氯化钠注射液稀释	稀释后可于 2～8℃保存 24 小时	奥沙利铂、地塞米松、氟尿嘧啶、膦甲酸钠、氟哌啶醇、氟哌利多、两性霉素 B 脂质体、碳酸氢钠
右丙亚胺	以浓度为 0.167mol/L 的乳酸钠注射液将本品配制成 10mg/ml 的溶液,然后用 0.9%氯化钠注射液或 5%葡萄糖注射液将本品稀释至浓度为 1.3～5mg/ml	溶解后的药物应立即使用,稀释液在 2～8℃只能保存 6 小时	尚不明确

第十三章 静脉营养与调节酸碱平衡药

第一节 糖 类

糖类注射剂配制、稳定性及其配伍禁忌见表 13-1。

表 13-1 糖类注射剂配制、稳定性及其配伍禁忌

药品名称	配制方法	溶液、稀释液的稳定性	配伍禁忌
果糖	1. 粉针剂：每瓶药物用适量灭菌注射用水溶解，一次 25～50g 药物溶解液稀释为 500～1000ml 5%或 10%的溶液；或一次 25g 药物溶解液稀释于 0.9%氯化钠注射液 500ml 中 2. 注射液：可直接静脉滴注	尚不明确	奥美拉唑、长链脂肪乳、灯盏花素、伏立康唑、骨肽、硫辛酸、萘夫西林、泮托拉唑、生长抑素
木糖醇	本品大容量注射液直接静脉滴注	尚不明确	促皮质素、对氨基水杨酸、吉他霉素、泮托拉唑、曲克芦丁、丝裂霉素、头孢拉定
葡萄糖	1. 静脉滴注：含本品 5%～10%的水溶液 200～1000ml，按医嘱执行 2. 静脉注射：50%溶液 40～100ml，视病情而定	尚不明确	阿莫西林克拉维酸、阿替普酶、氨苄西林、氨苄西林舒巴坦、氨力农、氨溴索、厄他培南、呋塞米、克拉屈滨、硫辛酸、泮托拉唑、青霉素、瑞替普酶、腺苷钴胺
转化糖电解质	本品大容量注射液直接静脉滴注	尚不明确	醋酸钙、二丁酰环磷腺苷钙、泛酸钙、肝素钙、谷氨酸钙、果糖酸钙、氯化钙、氯化钙溴化钠、门冬氨酸钙、钠钾镁钙葡萄糖、葡萄糖酸钙、乳酸钙、碳酸氢钙、溴化钙、亚锡葡萄糖酸钙、亚叶酸钙、依地酸钙钠、左亚叶酸钙

第二节 盐 类

盐类注射剂配制、稳定性及其配伍禁忌见表 13-2。

表 13-2 盐类注射剂配制、稳定性及其配伍禁忌

药品名称	配制方法	溶液、稀释液的稳定性	配伍禁忌
氯化钾	将 10%或 15%氯化钾注射液 10～15ml 加入 5%葡萄糖注射液 500ml 中，稀释至浓度低于 0.15%	稀释液 24 小时内物理性状未改变	安吖啶、奥沙利铂、苯妥英钠、丹参酮ⅡA 磺酸钠、地西泮、多巴酚丁胺、多烯磷脂酰胆碱、氟罗沙星、甘露醇、甲泼尼龙、兰索拉唑、两性霉素 B 脂质体、膦甲酸钠、麦角胺、莫西沙星、泮托拉唑、培氟沙星、硝酸甘油、依沙吖啶、异丙嗪

续表

药品名称	配制方法	溶液、稀释液的稳定性	配伍禁忌
氯化钠	静脉滴注：给予 0.9% 氯化钠注射液 500～1000ml，以后根据碱中毒情况决定用量	注射液稳定，常温下长期贮存无含量降低	安吖啶、奥沙利铂、多烯磷脂酰胆碱、多黏菌素 B、二巯丁二钠、氟罗沙星、甘露醇、利托君、利血平、两性霉素 B、洛铂、毛冬青甲素、黏菌素、培氟沙星、普拉睾酮、人免疫球蛋白、双嘧达莫、头孢噻吩、依诺沙星、依沙吖啶、吲哚菁绿、紫杉醇脂质体
门冬氨酸钾镁	静脉滴注：用 5% 或 10% 葡萄糖注射液 250～500ml 稀释后缓慢滴注	尚不明确	氨溴索、丹参多酚酸盐、多西环素、多种微量元素注射液（Ⅱ）、夫西地酸、氟罗沙星、葛根素、果糖二磷酸钠、环丙沙星、洛美沙星、氯丙嗪、氯膦酸二钠、吗啡、吗啡阿托品、诺氟沙星、培氟沙星、四环素、替加氟、头孢孟多、头孢哌酮、氧氟沙星、依诺沙星、乙酰半胱氨酸、左氧氟沙星

第三节　酸碱平衡调节药

酸碱平衡调节药注射剂配制、稳定性及其配伍禁忌见表 13-3。

表 13-3　酸碱平衡调节药注射剂配制、稳定性及其配伍禁忌

药品名称	配制方法	溶液、稀释液的稳定性	配伍禁忌
氨丁三醇	静脉滴注：①通常用 3.64% 溶液静脉滴注，也可将 7.28% 溶液（即 0.6mol/L 溶液）在临用前用等量 5%～10% 葡萄糖注射液稀释后使用。②急症时用 7.28% 溶液，一次 2～3mg/kg，在 1～2 小时滴完，必要时可重复 1 次。③水分摄入受限的患者可直接用 7.28% 溶液静脉滴注	5% 碳酸氢钠与氨丁三醇混合后 4 小时内，无外观及物理性质改变，稀释液须在 24 小时内使用，本品溶液呈碱性，可腐蚀玻璃	奥沙利铂、氟尿嘧啶
复方醋酸钠	静脉滴注：根据病情需要，常用剂量为 500～1000ml/d，临用前须用葡萄糖注射液稀释	尚不明确	多烯磷脂酰胆碱、头孢曲松、碳酸氢钠
乳酸钠	一次用量以 5% 或 10% 葡萄糖注射液 5 倍量稀释，使之成为 1.87% 的乳酸钠溶液。成人每次量一般为 1.87% 乳酸钠溶液 500～2000ml	用 5% 或 10% 葡萄糖注射液调配的乳酸钠溶液物理性状稳定	阿扎司琼、奥沙利铂、布比卡因、长春瑞滨、川芎嗪、穿琥宁、碘解磷定、丁卡因、丁溴东莨菪碱、多巴胺、酚妥拉明、呋喃硫胺、复合维生素 B、骨肽、环丙沙星、磺胺嘧啶、甲砜霉素、罗库溴铵、洛美沙星、吗啡、咪达唑仑、纳洛酮、普鲁卡因、去甲肾上腺素、四环素、头孢地嗪、头孢哌酮舒巴坦、维生素 B₁、腺苷蛋氨酸、新生霉素钠、亚胺培南西司他丁、炎琥宁、荧光素、鱼精蛋白

药品名称	配制方法	溶液、稀释液的稳定性	配伍禁忌
乳酸钠林格	不需稀释，直接静脉滴注	尚不明确	氨苄西林、丙泊酚、地西泮、多柔比星、多烯磷脂酰胆碱、复合磷酸氢钾、甘油磷酸钠、枸橼酸钠、果糖二磷酸钠、磷酸盐缓冲液、培美曲塞、顺阿曲库铵、头孢拉定、头孢孟多、头孢哌酮舒巴坦、头孢曲松、新生霉素、亚胺培南西司他丁、唑来膦酸
碳酸氢钠	本品注射剂可静脉滴注，也可用 5%葡萄糖注射液、0.9%氯化钠注射液或葡萄糖氯化钠注射液稀释成 1.5%～5%的溶液	稀释液 24 小时内物理性状稳定	阿莫西林克拉维酸、氨溴索、昂丹司琼、奥沙利铂、布比卡因、长春瑞滨、川芎嗪、穿琥宁、促皮质素、地西泮、碘解磷定、丁卡因、丁溴东莨菪碱、多巴胺、多巴酚丁胺、多种微量元素（Ⅰ）、酚磺乙胺、酚妥拉明、呋喃硫胺、复方醋酸钠、复方三维 B（Ⅱ）、复方右旋糖酐 40、复合维生素 B、骨肽、环丙沙星、磺胺嘧啶、混合糖电解质、甲砜霉素、间羟胺、罗哌卡因、洛美沙星、氯化琥珀胆碱、氯解磷定、吗啡、吗啡阿托品、美他多辛、咪达唑仑、纳洛酮、钠钾镁钙葡萄糖、哌拉西林、哌替啶、葡萄糖酸钙、普鲁卡因、普鲁卡因肾上腺素、七叶皂苷、去甲万古霉素、舒洛地特、他克莫司、替卡西林克拉维酸钾、头孢哌酮、头孢噻肟、头孢他啶、维生素 B₁、腺苷蛋氨酸、香丹注射剂、硝酸硫胺、杏芎氯化钠、溴米那普鲁卡因、亚叶酸钙、炎琥宁、依沙吖啶、荧光素钠、鱼精蛋白、转化糖电解质

第四节　维　生　素　类

维生素类注射剂配制、稳定性及其配伍禁忌见表 13-4。

表 13-4　维生素类注射剂配制、稳定性及其配伍禁忌

药品名称	配制方法	溶液、稀释液的稳定性	配伍禁忌
12 种复合维生素	静脉给药：用注射器取 5ml 注射用水注入瓶中。所得溶液应通过静脉缓慢注射，或溶于 0.9%氯化钠注射液或 5%葡萄糖注射液中静脉滴注。本品可与那些已确定相容性和稳定性的碳水化合物、脂肪乳、氨基酸和电解质等肠外营养物混合使用	配制的药液在 25℃条件下 24 小时内理化性质保持稳定	阿洛西林、阿莫西林、氨苄西林、氨苄西林氯唑西林、氨苄西林舒巴坦、氨溴索、苯唑西林、吡硫醇、博来霉素、茶碱、穿琥宁、丹参注射液、灯盏细辛注射剂、低分子右旋糖酐、多沙普仑、夫西地酸、复方右旋糖酐 40、红霉素、华法林、磺胺嘧啶、磺苄西林、甲萘醌、甲氧西林、硫喷妥钠、氯唑西林、美洛西林、萘夫西林、脑蛋白水解物、尿激酶、青霉素、清开灵注射液、庆大霉素、柔红霉素、山梨醇铁、丝裂霉素、羧苄西林、碳酸氢钠、替加氟、头孢呋辛、头孢美唑、头孢匹林、头孢曲松、头孢曲松舒巴坦、头孢曲松他唑巴坦、头孢噻吩、头孢他啶、头孢他啶他唑巴坦、头孢替唑、头孢唑林、维生素 B₁₂、维生素 K₁、腺苷钴胺、亚硫酸氢钠甲萘醌、炎琥宁、异帕米星、右旋糖酐

续表

药品名称	配制方法	溶液、稀释液的稳定性	配伍禁忌
复方三维B（Ⅱ）	1. 肌内注射：用注射用水 4ml 溶解后使用 2. 静脉滴注：临用前用 5%或 10%葡萄糖注射液 10ml 或灭菌注射用水 10ml 溶解，溶解后加入 5%或 10%葡萄糖注射液 100～250ml	5%葡萄糖注射液与本品配伍可稳定 8 小时以上，针管内配伍稳定 2 小时以上	阿洛西林、阿莫西林、氨苄西林、氨苄西林氯唑西林、氨苄西林舒巴坦、氨茶碱、奥美拉唑、苯唑西林、多种微量元素、枸橼酸钠、谷氨酸钠、磺苄西林、兰索拉唑、氯唑西林、美洛西林、萘夫西林、脑蛋白水解物、青霉素、羧苄西林、碳酸氢钠、头孢呋辛、头孢曲松、头孢曲松舒巴坦、头孢噻吩、头孢他啶、头孢替唑、头孢唑林
甲钴胺	肌内注射：注射液可直接注射，粉针剂可用 0.9%氯化钠注射液 1～2ml 溶解后注射	溶解后立即使用	长春西汀、氟罗沙星、去甲万古霉素、左氧氟沙星
水溶性维生素	可加入脂肪乳注射液中，也可加入葡萄糖注射液中再经静脉滴注	本品溶解后应在无菌条件下立即加入输液中，并在 24 小时内用完，应注意避光	阿洛西林、阿莫西林、氨苄西林、氨溴索、苯唑西林、吡硫醇、博来霉素、茶碱、穿琥宁、丹参注射液、灯盏细辛注射剂、低分子右旋糖酐、多沙普仑、夫西地酸、红霉素、磺苄西林、甲萘醌、甲氧西林、硫喷妥钠、氯唑西林、美洛西林、萘夫西林、脑蛋白水解物、尿激酶、青霉素、清开灵注射液、庆大霉素、柔红霉素、山梨醇铁、丝裂霉素、羧苄西林、碳酸氢钠、替加氟、头孢呋辛、头孢美唑、头孢匹林、头孢曲松、头孢噻吩、头孢他啶、头孢他啶他唑巴坦、头孢替唑、头孢唑林、维生素 B_{12}、维生素 K_1、腺苷钴胺、亚硫酸氢钠甲萘醌、炎琥宁、异帕米星、右旋糖酐、蔗糖铁
维生素 B_1	本品注射液直接肌内注射	与 5%转化糖注射液或 0.9%氯化钠注射液配伍，大输液配伍可稳定 8 小时以上，针管内配伍可稳定 2 小时以上	阿洛西林、阿莫西林、氨苄西林、氨茶碱、苯唑西林、丹参注射液、呋塞米、枸橼酸钠、谷氨酸钠、磺苄西林、氯唑西林、美洛西林、米卡芬净、萘夫西林、脑蛋白水解物、哌拉西林他唑巴坦、青霉素、清开灵注射液、乳酸钠、双氯芬酸钠、羧苄西林、碳酸氢钠、头孢吡肟、头孢地嗪、头孢呋辛、头孢磺啶、头孢甲肟、头孢拉定、头孢硫脒、头孢美唑、头孢孟多、头孢米诺、头孢尼西、头孢哌酮、头孢匹胺、头孢匹林、头孢匹罗、头孢曲松、头孢噻啶、头孢噻吩、头孢噻利、头孢噻肟、头孢他啶、头孢替安、头孢替唑、头孢西丁、头孢西酮、头孢乙腈、头孢唑林、香丹注射液
维生素 B_2	皮下注射/肌内注射：一次 5～10mg，每天 1 次，连用数周	维生素 B_2 与 5%葡萄糖注射液或 0.9%氯化钠注射液大输液配伍可稳定 8 小时以上，针管内配伍可稳定 2 小时以上	阿洛西林、阿莫西林、氨苄西林、苯唑西林、磺苄西林、肌苷、氯唑西林、美洛西林、萘夫西林、脑蛋白水解物、青霉素、清开灵注射液、羧苄西林、头孢吡肟、头孢地嗪、头孢呋辛、头孢磺啶、头孢甲肟、头孢拉定、头孢硫脒、头孢美唑、头孢孟多、头孢米诺、头孢尼西、头孢哌酮、头孢匹胺、头孢匹林、头孢匹罗、头孢曲松、头孢噻啶、头孢噻吩、头孢噻利、头孢噻肟、头孢他啶、头孢替安、头孢乙腈、头孢唑林、头孢唑南、头孢唑肟、叶酸

药品名称	配制方法	溶液、稀释液的稳定性	配伍禁忌
维生素 B$_6$	1. 维生素 B$_6$ 注射液：用 5%葡萄糖注射液 20～40ml 稀释作静脉注射液，或每次 1g 稀释于 5%葡萄糖注射液、0.9%氯化钠注射液 250～500ml 中作静脉滴注液 2. 注射用维生素 B$_6$：每 50～300mg 用灭菌注射用水适量溶解作静脉注射液，或以 5%葡萄糖注射液 20～40ml 稀释作静脉注射液；或每瓶药物用灭菌注射用水、5%葡萄糖注射液或 0.9%氯化钠注射液适量溶解，每次 1g 药物溶解液稀释于相对应输液 250～500ml 作静脉滴注液	维生素 B$_6$ 浓度为 5mg/ml 的 5%葡萄糖稀释液、1mg/ml 的 0.9%氯化钠稀释液或葡萄糖氯化钠稀释液，在室温下放置 6 小时，其外观性状、pH、含量及有关物质基本无变化	阿洛西林、阿莫西林、阿昔洛韦、埃索美拉唑、氨苄西林、氨苄西林氯唑西林、氨苄西林舒巴坦、奥美拉唑、苯巴比妥、苯唑西林、丹参注射液、多烯磷脂酰胆碱、多种微量元素Ⅱ、夫西地酸、呋塞米、磺苄西林、甲泼尼龙、兰索拉唑、氯唑西林、美洛西林、米卡芬净、脑蛋白水解物、帕瑞昔布、帕珠沙星、泮托拉唑、青霉素、氢化可的松琥珀酸钠、清开灵注射液、双氯芬酸钠、羧苄西林、痰热清、头孢吡肟、头孢地嗪、头孢呋辛、头孢磺啶、头孢甲肟、头孢拉定、头孢硫脒、头孢美唑、头孢孟多、头孢米诺、头孢尼西、头孢哌酮、头孢哌酮舒巴坦、头孢哌酮他唑巴坦、头孢匹胺、头孢匹林、头孢匹罗、头孢曲松、头孢曲松舒巴坦、头孢曲松他唑巴坦、头孢噻啶、头孢噻吩、头孢噻利、头孢噻肟、头孢噻肟舒巴坦、头孢他啶、头孢他啶他唑巴坦、头孢替安、头孢替唑、头孢西丁、头孢西酮、头孢乙腈、头孢唑林、头孢唑南、头孢唑肟、喜炎平、香丹注射液、炎琥宁
维生素 C	静脉滴注：可用 0.9%氯化钠注射液、葡萄糖注射液稀释	维生素 C 水溶液不稳定，遇光易变黄色，在酸性溶液中比较稳定。用 5%或 10%葡萄糖注射液、0.9%氯化钠注射液、葡萄糖氯化钠注射液、复方氯化钠注射液或乳酸钠林格注射液配制的药液于室温下 3 小时，其性状、pH 及维生素 C 含量无变化	阿洛西林、阿莫西林、氨苄西林、氨溴索、苯唑西林、吡硫醇、博来霉素、茶碱、穿琥宁、丹参注射液、灯盏细辛、低分子右旋糖酐、多沙普仑、夫西地酸、红霉素、华法林、磺胺嘧啶、磺苄西林、甲萘醌、甲氧西林、硫喷妥钠、氯唑西林、美洛西林、萘夫西林、脑蛋白水解物、尿激酶、青霉素、清开灵注射液、庆大霉素、柔红霉素、山梨醇铁、丝裂霉素、羧苄西林、碳酸氢钠、替加氟、头孢呋辛、头孢美唑、头孢匹林、头孢曲松、头孢噻吩、头孢他啶、头孢替唑、头孢唑林、维生素 B$_{12}$、维生素 K$_1$、腺苷钴胺、亚硫酸氢钠甲萘醌、炎琥宁、异帕米星、右旋糖酐、蔗糖铁
维生素 D$_2$	本品仅供肌内注射，每次 7.5～15mg（30 万～60 万 U），重症患者可于 2～4 周后重复注射 1 次	尚不明确	巴比妥、苯妥英钠、脑蛋白水解物、扑米酮、洋地黄
维生素 D$_3$	本品注射液直接肌内注射	尚不明确	卡那霉素、脑蛋白水解物、碳酸氢钠
维生素 E	本品注射液直接肌内注射	尚不明确	脑蛋白水解物、清开灵
烟酰胺	静脉滴注：加入 10%葡萄糖注射液 250ml 中静脉滴注，每天 1 次	尚不明确	脑蛋白水解物、清开灵注射液

续表

药品名称	配制方法	溶液、稀释液的稳定性	配伍禁忌
脂溶性维生素Ⅰ	静脉滴注：①每 10ml 注射液加至 500ml 脂肪乳注射液或 5%葡萄糖注射液中缓慢摇匀后滴注，并于 24 小时内滴完。②每支粉针剂以 2ml 注射用水溶解，缓慢振摇至溶解后加至 0.9%氯化钠注射液或 5%葡萄糖注射液中稀释后滴注，并于 24 小时内滴完	用前 1 小时调配，调配的成品输液应在避光条件下保存和使用，24 小时内用完	低分子右旋糖酐、复方电解质（含硫酸镁）、脑蛋白水解物、清开灵注射液、人血白蛋白
脂溶性维生素Ⅱ	静脉滴注：①每 10ml 注射液加至 500ml 脂肪乳注射液或 5%葡萄糖注射液中缓慢摇匀后滴注，并于 24 小时内滴完。②每支粉针剂以 2ml 注射用水溶解，缓慢振摇至溶解后加至 0.9%氯化钠注射液或 5%葡萄糖注射液中稀释后滴注，并于 24 小时内滴完	用前 1 小时调配，调配的成品输液应在避光条件下保存和使用，24 小时内用完	低分了右旋糖酐、复方电解质（含硫酸镁）、脑蛋白水解物、清开灵注射液、人血白蛋白

第五节　矿物质与微量元素

矿物质与微量元素注射剂配制、稳定性及其配伍禁忌见表 13-5。

表 13-5　矿物质与微量元素注射剂配制、稳定性及其配伍禁忌

药品名称	配制方法	溶液、稀释液的稳定性	配伍禁忌
多种微量元素（Ⅰ）	静脉滴注：每 100ml 氨基酸或葡萄糖注射液中最多可加入本品 6ml	配制好的溶液须于 24 小时内滴注完毕	阿糖腺苷、氨茶碱、丙氨酰谷氨酰胺、复方氨基酸、精氨酸、氯化钙、氯化锶、钠钾镁钙葡萄糖、葡萄糖酸钙、碳酸氢钠、西咪替丁
多种微量元素（Ⅱ）	本品经静脉滴注时，应在静脉滴注前 1 小时用复方氨基酸注射液或葡萄糖注射液稀释（经外周静脉滴注时，每 500ml 复方氨基酸注射液或葡萄糖注射液最多稀释本品 10ml），且不能加入其他药物，以避免产生沉淀	配制好的药液应于 24 小时内用完	氨甲环酸、丙氨酰谷氨酰胺、夫西地酸、复方氨基酸、复方电解质葡萄糖 R2A、复方甘草酸苷、复合磷酸氢钾、精氨酸、吗啡阿托品、门冬氨酸钾、帕米膦酸、泮托拉唑、替加氟、头孢甲肟、头孢米诺、头孢哌酮、维生素 B_6、维生素 C、转化糖

续表

药品名称	配制方法	溶液、稀释液的稳定性	配伍禁忌
复合磷酸氢钾	本品严禁直接注射；将本品稀释 200 倍以上，供静脉滴注	稀释液应在 12 小时内用完，以免发生污染	苯海拉明、长春西汀、醋酸钙、低钙腹膜透析液（乳酸盐）、多种微量元素（Ⅱ）、二丁酰环磷腺苷钙、泛酸钙、复方氯化钠、复方乳酸钠、复方右旋糖酐 40、复合维生素、腹膜透析液、肝素钙、谷氨酸钙、林格、氯化钙、氯化钙溴化钠、门冬氨酸钙、钠钾镁钙葡萄糖、葡庚糖酸钙、葡萄糖酸钙、乳酸林格、乳酸钠林格、溴化钙、亚锡葡萄糖酸钙、亚叶酸钙、依地酸钙钠、左亚叶酸钙
甘油磷酸钠	本品系高渗溶液，必须于使用前 1 小时内稀释后方可使用，周围静脉给药时，将本品 2.16g 加入复方氨基酸注射液或 5%、10% 葡萄糖注射液 500ml 中，4～6 小时缓慢滴注	稀释后 24 小时内用完	昂丹司琼、复方乳酸钠、复方右旋糖酐 40、咪达唑仑、钠钾镁钙葡萄糖、葡萄糖酸钙、乳酸钠林格
果糖二磷酸钠	静脉滴注：每天 5～10g，治疗低磷酸血症的剂量应根据磷酸缺失的程度，以免磷酸超负荷；如使用较大剂量，建议每天分两次给药，静脉滴注速度为 10ml/min	尚不明确	阿洛西林、埃索美拉唑、昂丹司琼、奥美拉唑、棓丙酯、苯巴比妥、表柔比星、穿琥宁、丹参酮ⅡA 磺酸钠、多烯磷脂酰胆碱、夫西地酸、呋塞米、氟罗沙星、复方甘草酸苷、复方乳酸钠、复方右旋糖酐 40、更昔洛韦、甲泼尼龙琥珀酸钠、兰索拉唑、硫辛酸、美洛西林、门冬氨酸钾镁、咪达唑仑、萘夫西林、脑蛋白水解物、哌拉西林舒巴坦、清开灵、乳酸钠林格、痰热清、碳酸氢钠、头孢地嗪、头孢哌酮舒巴坦、头孢哌酮他唑巴坦、头孢匹胺、头孢曲松、头孢唑肟、炎琥宁、异帕米星
果糖酸钙	静脉注射：每次 1g，加等量的 5%葡萄糖注射液稀释后，缓慢静脉注射	尚不明确	阿糖腺苷、奥扎格雷、地高辛、丁二磺酸腺苷蛋氨酸、多种微量元素（Ⅰ）、夫西地酸、氟罗沙星、复合磷酸氢钾、葛根素、甲硫氨酸维 B₁、磷霉素、氯膦酸二钠、吗啡阿托品、萘呋胺、帕米膦酸、培美曲塞、去乙酰毛花苷、替加氟、头孢拉定、头孢孟多酯钠、头孢曲松、头孢曲松他唑巴坦、腺苷蛋氨酸、洋地黄毒苷、伊班膦酸、乙酰半胱氨酸、转化糖、转化糖电解质、左氧氟沙星、唑来膦酸
硫酸镁	一次 1～4g 用 5%或 10%葡萄糖注射液或 0.9%氯化钠注射液 100～500ml 稀释或一次 15g 用 5%葡萄糖注射液 1000ml 稀释	硫酸镁与 5%葡萄糖注射液配伍，在 0℃放置 60 天药物化学性质稳定	阿昔洛韦、丹参酮ⅡA 磺酸钠、多巴酚丁胺、多黏菌素 B、二氯醋酸二异丙胺、氟罗沙星、葛根素、克林霉素、链霉素、磷霉素、氯膦酸二钠、吗啡、吗啡阿托品、萘夫西林、脑蛋白水解物、葡萄糖酸钙、葡萄糖酸锑钠、普鲁卡因、普鲁卡因肾上腺素、青霉素、清开灵注射液、四环素、替加氟、头孢孟多酯钠、亚锡葡萄糖酸钙、乙酰半胱氨酸、左氧氟沙星、唑来膦酸

续表

药品名称	配制方法	溶液、稀释液的稳定性	配伍禁忌
氯化钙	静脉注射:5%氯化钙注射液 10～20ml 以等量 10%～25%葡萄糖注射液稀释后缓慢静脉注射,切忌过快	氯化钙化学性质稳定	阿糖腺苷、安吖啶、氨苄西林、奥沙利铂、奥扎格雷、丙泊酚、地高辛、多巴酚丁胺、多西环素、多烯磷脂酰胆碱、多种微量元素（Ⅰ）、夫西地酸、氟罗沙星、复合磷酸氢钾、葛根素、两性霉素 B 胆固醇脂质体复合物、氯苯那敏、吗啡阿托品、萘呋胺、帕米膦酸二钠、培氟沙星、去乙酰毛花苷、四环素、碳酸氢钠、替加氟、头孢拉定、头孢孟多、头孢噻吩、头孢他啶、头孢唑林、腺苷蛋氨酸、香丹注射液、洋地黄毒苷、茵栀黄注射液、转化糖、左氧氟沙星、唑来膦酸
门冬氨酸钾	静脉滴注：溶于注射用水、5%葡萄糖注射液或 0.9%氯化钠注射液中,稀释成浓度为 0.68%(含钾 40mEq/L)以下,每分钟滴速不超过 8ml,每日给药量不得超过 17.1g(含钾 100mEq)	门冬氨酸钾与 5%葡萄糖注射液或 0.9%氯化钠注射液配伍可稳定 8 小时以上	长链脂肪乳、多种微量元素Ⅱ、复方水溶性维生素、中长链脂肪乳
葡萄糖酸钙	静脉注射:用 5%～25%葡萄糖注射液稀释后缓慢静脉注射,速度不超过 5ml/min	用 5%～25%葡萄糖注射液稀释后溶液24小时物理性状不改变	阿奇霉素、阿糖腺苷、氨苄西林、氨苄西林氯唑西林、奥美拉唑、奥扎格雷、吉他霉素、穿琥宁、丹参酮ⅡA 磺酸钠、丹参注射液、地高辛、地塞米松磷酸钠、多巴酚丁胺、多西环素、多烯磷脂酰胆碱、多种微量元素（Ⅰ）、夫西地酸、氟康唑、氟罗沙星、氟氯西林、复方枸橼酸钠、复合磷酸氢钾、甘草酸二铵、甘油磷酸钠、葛根素、枸橼酸镓、含磷酸盐注射剂、甲硫氨酸维 B₁、甲泼尼龙、甲泼尼龙琥珀酸钠、甲氧氯普胺、克林霉素、兰索拉唑、两性霉素 B、两性霉素 B 胆固醇脂质体复合物、磷霉素、膦甲酸、硫代硫酸钠、硫酸镁、硫辛酸、氯膦酸二钠、吗啡阿托品、美罗培南、美洛西林、萘呋胺、帕米膦酸二钠、帕瑞昔布、泮托拉唑、培美曲塞二钠、泼尼松龙、氢化可的松、清开灵注射液、曲克芦丁脑蛋白水解物、去乙酰毛花苷、舒洛地特、痰热清、碳酸氢钠、替加氟、头孢呋辛、头孢拉定、头孢孟多酯钠、头孢哌酮舒巴坦、头孢匹胺、头孢曲松、头孢曲松他唑巴坦、头孢噻吩、头孢他啶、头孢替唑、头孢唑林、腺苷蛋氨酸、亚甲蓝、炎琥宁、伊班膦酸钠、乙酰半胱氨酸、茵栀黄注射液、吲哚美辛、转化糖、转化糖电解质、左氧氟沙星、唑来膦酸

第六节　氨基酸与脂肪乳

氨基酸与脂肪乳注射剂配制、稳定性及其配伍禁忌见表 13-6。

表 13-6 氨基酸与脂肪乳注射剂配制、稳定性及其配伍禁忌

药品名称	配制方法	溶液、稀释液的稳定性	配伍禁忌
ω-3 鱼油脂肪乳	本品注射液直接静脉注射	在 25℃以下，该混合液的物理与化学稳定性可保持 24 小时不变。本品一旦与脂肪乳及脂溶性维生素混合后应尽早使用，配制后的混合液应在 24 小时内完成静脉滴注	阿莫西林克拉维酸钾、阿昔洛韦、氨苄西林、氨茶碱、昂丹司琼、苯巴比妥、苯妥英钠、多柔比星、多西环素、伏立康唑、氟哌啶醇、复合维生素 B、肝素、含电解质的注射剂、环孢素、甲氧西林、抗人 T 细胞兔免疫球蛋白、劳拉西泮、雷尼替丁、两性霉素 B、磷酸钾、磷酸钠、氯化钙、氯化镁、咪达唑仑、米诺环素、纳布啡、葡萄糖酸钙、羟乙基淀粉、青霉素、氢吗啡酮、庆大霉素、四环素、替卡西林克拉维酸钾、戊巴比妥、左啡诺
氨基酸葡萄糖	本品应通过中心静脉滴注。通常与脂肪乳一起静脉滴注。渗透压高于 800mOsm/L 的溶液或混合液应通过中心静脉给药	尚不明确	尚不明确
丙氨酰谷氨酰胺	本品是一种高浓度溶液，不可直接静脉滴注。在静脉滴注前，必须与可配伍的氨基酸溶液或含有氨基酸的输液相混合，然后与载体溶液一起静脉滴注。1 体积的本品应与至少 5 体积的载体溶液混合（如 100ml 本品应加入至少 500ml 载体溶液），混合液中本品的最大浓度不应超过 3.5%	本品与 5%葡萄糖氯化钠注射液混合后，室温下放置 6 小时后检查其性状及含量均未见明显变化	长春西汀、酚磺乙胺、伏立康唑、夫西地酸、氟氯西林复方骨肽、脑蛋白水解物、曲克芦丁脑蛋白水解物、依达拉奉
长链脂肪乳	本品注射液直接静脉注射	尚不明确	不可将电解质溶液直接加入脂肪乳剂，以防乳剂被破坏
复方氨基酸	静脉滴注：250～500ml/d 或与适量 5%～10%葡萄糖注射液混合后缓慢静脉滴注，速度不超过 40 滴/分。本品遇冷易析出结晶，宜微温（40～50℃）振摇溶解后再用	复方氨基酸与葡萄糖配伍可稳定 8 小时以上	阿昔洛韦、埃索美拉唑、奥美拉唑、胞二磷胆碱、长春西汀、多烯磷脂酰胆碱、多种微量元素、酚磺乙胺、夫西地酸、呋塞米、伏立康唑、氟氯西林、复方骨肽、康艾注射液、兰索拉唑、咪达唑仑、莫西沙星、脑蛋白水解物、帕瑞昔布、帕珠沙星、泮托拉唑、曲克芦丁脑蛋白水解物、头孢哌酮舒巴坦、头孢匹胺、乌司他丁、亚胺培南西司他丁、依达拉奉、抑肽酶
结构脂肪乳（C6～24）	本品注射液直接静脉注射	本品与葡萄糖、复方氨基酸（20AA）混合可稳定 8 小时以上	阿莫西林克拉维酸钾、阿昔洛韦、氨苄西林、氨茶碱、昂丹司琼、苯巴比妥、苯妥英钠、多柔比星、多西环素、伏立康唑、氟哌啶醇、复合维生素 B、肝素、含电解质的注射剂、环孢素、甲氧西林、抗人 T 细胞兔免疫球蛋白、劳拉西泮、雷尼替丁、两性霉素 B、磷酸钾、磷酸钠、氯化钙、氯化镁、咪达唑仑、米诺环素、纳布啡、葡萄糖酸钙、羟乙基淀粉、青霉素、氢吗啡酮、庆大霉素、四环素、替卡西林克拉维酸钾、戊巴比妥、左啡诺

续表

药品名称	配制方法	溶液、稀释液的稳定性	配伍禁忌
脂肪乳 (C14～24)	静脉滴注：①本品可单独滴注或配制成"全合一"（含葡萄糖、脂肪、氨基酸、电解质、维生素和微量元素等）营养混合液滴注。②静脉滴注时，可通过 Y 形管与葡萄糖注射液或氨基酸注射液混合后从同一中心静脉或外周静脉输入本品	10%静脉用脂肪乳与 5%葡萄糖林格注射液配伍，等量混合。4℃和室温下可稳定 48 小时	阿莫西林克拉维酸钾、阿昔洛韦、氨苄西林、氨茶碱、昂丹司琼、苯巴比妥、苯妥英钠、多柔比星、多西环素、伏立康唑、氟哌啶醇、复合维生素 B、肝素、含电解质的注射剂、环孢素、甲氧西林、抗人 T 细胞兔免疫球蛋白、劳拉西泮、雷尼替丁、两性霉素 B、磷酸钾、磷酸钠、氯化钙、氯化镁、咪达唑仑、米诺环素、纳布啡、葡萄糖酸钙、羟乙基淀粉、青霉素、氢吗啡酮、庆大霉素、四环素、替卡西林克拉维酸钾、戊巴比妥、左啡诺
脂肪乳氨基酸葡萄糖	本品可经周围静脉或中心静脉进行输注。使用前开通腔室间的可剥离封条，使三腔内液体混合均匀	本品混合液在 25℃下可放置 24 小时。若本品中加入其他药物，从用药的安全性出发，添加药物后的混合液应立即使用，如需存放，2～8℃下混合液的放置时间不宜超过 24 小时	阿莫西林克拉维酸钾、重组人凝血因子Ⅷ、伏立康唑、抗人 T 淋巴细胞免疫球蛋白、抗人 T 细胞兔免疫球蛋白、抗人淋巴细胞免疫球蛋白、狂犬病人免疫球蛋白、凝血酶、破伤风人免疫球蛋白、人免疫球蛋白、人凝血酶原复合物、人凝血因子Ⅷ、人胎盘血白蛋白、人胎盘脂多糖、人纤维蛋白原、人血白蛋白、胎盘脂多糖、替卡西林克拉维酸钾、纤维蛋白原、乙型肝炎人免疫球蛋白、组织胺人免疫球蛋白
中长链脂肪乳 (C6～24)	本品可单独静脉滴注或配制成"全合一"营养混合液进行静脉滴注。只有在可配伍性得到保证的前提下，才能将其他药品加入本品内	尚不明确	阿莫西林克拉维酸钾、阿昔洛韦、氨苄西林、氨茶碱、昂丹司琼、苯巴比妥、苯妥英钠、多柔比星、多西环素、伏立康唑、氟哌啶醇、复合维生素 B、肝素、含电解质的注射剂、环孢素、甲氧西林、抗人 T 细胞兔免疫球蛋白、劳拉西泮、雷尼替丁、两性霉素 B、磷酸钾、磷酸钠、氯化钙、氯化镁、咪达唑仑、米诺环素、纳布啡、葡萄糖酸钙、羟乙基淀粉、青霉素、氢吗啡酮、庆大霉素、四环素、替卡西林克拉维酸钾、戊巴比妥、左啡诺
中长链脂肪乳 (C8～24)	本品可单独静脉滴注或配制成"全合一"营养混合液进行静脉滴注。只有在可配伍性得到保证的前提下，才能将其他药品加入本品内	与大输液配伍可稳定 8 小时以上	阿莫西林克拉维酸钾、阿昔洛韦、氨苄西林、氨茶碱、昂丹司琼、苯巴比妥、苯妥英钠、多柔比星、多西环素、伏立康唑、氟哌啶醇、复合维生素 B、肝素、含电解质的注射剂、环孢素、甲氧西林、抗人 T 细胞兔免疫球蛋白、劳拉西泮、雷尼替丁、两性霉素 B、磷酸钾、磷酸钠、氯化钙、氯化镁、咪达唑仑、米诺环素、纳布啡、葡萄糖酸钙、羟乙基淀粉、青霉素、氢吗啡酮、庆大霉素、四环素、替卡西林克拉维酸钾、戊巴比妥、左啡诺

第十四章　麻醉用药与肌松药

第一节　全身麻醉药

全身麻醉药注射剂配制、稳定性及其配伍禁忌见表 14-1。

表 14-1　全身麻醉药注射剂配制、稳定性及其配伍禁忌

药品名称	配制方法	溶液、稀释液的稳定性	配伍禁忌
丙泊酚	本品注射液不需稀释，直接静脉注射	尚不明确	阿莫西林克拉维酸钾、苯妥英钠、地西泮、多巴酚丁胺、甲氨蝶呤、甲氧氯普胺、氯化钙、米托蒽醌、乳酸钠林格、替卡西林克拉维酸钾、维拉帕米
硫喷妥钠	临用前用灭菌注射用水溶解成 2.5%溶液后静脉注射	本品水溶液不稳定，应临用前配制	12 种维生素、阿芬太尼、阿米卡星、阿托品、苯海拉明、丙氯拉嗪、重组人胰岛素、低精蛋白锌胰岛素、芬太尼、呋塞米、氟哌啶醇、琥珀氯霉素、肌苷、间羟胺、拉贝洛尔、利多卡因、氯丙嗪、氯化琥珀胆碱、麻黄碱、吗啡、奈替米星、尼可刹米、哌替啶、喷他佐辛、七叶皂苷钠、青霉素、氢吗啡酮、去甲肾上腺素、去氧肾上腺素、肾上腺素、舒芬太尼、水溶性维生素、头孢呋辛、头孢匹罗、头孢噻吩、头孢唑林、维库溴铵、维生素 C、纤溶酶、胰岛素、异烟肼
氯胺酮	1. 本品注射液可直接静脉注射 2. 静脉滴注：用 5%葡萄糖注射液或 0.9%氯化钠注射液稀释至 1mg/ml	尚不明确	培氟沙星、多沙普仑、肝素、尼可刹米、异烟肼
羟丁酸钠	本品注射液不需稀释，直接静脉注射	尚不明确	阿洛西林、阿莫西林、氨苄西林舒巴坦、氟马西尼、美洛西林
依托咪酯	本品注射液不需稀释，直接静脉注射	尚不明确	阿莫西林克拉维酸钾、维库溴铵

第二节　局部麻醉药

局部麻醉药注射剂配制、稳定性及其配伍禁忌见表 14-2。

表 14-2　局部麻醉药注射剂配制、稳定性及其配伍禁忌

药品名称	配制方法	溶液、稀释液的稳定性	配伍禁忌
布比卡因	本品注射液可直接使用	尚不明确	氨茶碱、氯诺昔康、乳酸钠、碳酸氢钠
丁卡因	本品注射液可直接使用，也可与 10%葡萄糖注射液 1ml、3%盐酸麻黄素 1ml 混合使用	尚不明确	氨茶碱、肌苷、利福霉素钠、青霉素、乳酸钠、碳酸氢钠、异烟肼

续表

药品名称	配制方法	溶液、稀释液的稳定性	配伍禁忌
罗哌卡因	本品注射液不需稀释，直接使用	尚不明确	氨茶碱、地塞米松、肝素、利多卡因、人血白蛋白、碳酸氢钠
普鲁卡因	本品注射液可直接使用，也可用注射用水稀释至所需浓度	尚不明确	氨茶碱、苯巴比妥、苯妥英钠、地塞米松、甘露醇、肝素、肌苷、两性霉素 B(脂质体)、硫酸镁、吗啡、美洛西林、氢化可的松、乳酸钠、碳酸氢钠、头孢噻肟、异戊巴比妥

第三节　肌　松　药

肌松药注射剂配制、稳定性及其配伍禁忌见表 14-3。

表 14-3　肌松药注射剂配制、稳定性及其配伍禁忌

药品名称	配制方法	溶液、稀释液的稳定性	配伍禁忌
丹曲林	1. 本品注射用粉针剂 20mg 需加入 60ml 注射用水溶解，不能使用 5%葡萄糖注射液、0.9%氯化钠注射液及其他酸性注射液溶解 2. 本品注射用混悬剂每支需加入注射用水 5ml，充分混匀后静脉注射	稀释后应在 6 小时内使用	氯化钠、葡萄糖
罗库溴铵	本品注射液可不经稀释，直接静脉注射，维持剂量可用 0.9%氯化钠注射液、5%葡萄糖注射液、葡萄糖氯化钠注射液稀释后静脉滴注	尚不明确	氯唑西林、苯巴比妥、重组人胰岛素、低精蛋白锌胰岛素、地塞米松、地西泮、法莫替丁、呋塞米、红霉素、甲泼尼龙、甲氧苄啶、吗啡、氢化可的松、乳酸钠、头孢唑林、万古霉素、胰岛素、异戊巴比妥
氯化琥珀胆碱	1. 本品注射液可直接静脉注射 2. 持续静脉滴注：本品 1g 稀释于 500～1000ml 0.9%氯化钠注射液或 5%葡萄糖注射液中静脉滴注	本品应现配现用，水溶液很快失效	碳酸氢钠、硫喷妥钠
米库氯铵	每毫升本品注射液加入 3ml 5%葡萄糖注射液、0.9%氯化钠注射液、葡萄糖氯化钠注射液、乳酸钠林格注射液后静脉注射	稀释液在 5～25℃下可保存 24 小时	培氟沙星，禁止与碱性药物配伍(包括巴比妥类)
哌库溴铵	本品 10mg 用 10ml 注射用水、0.9%氯化钠注射液、5%葡萄糖注射液、葡萄糖氯化钠注射液、乳酸钠林格注射液 10ml 溶解后静脉注射	不能溶于大剂量输液中，溶解后的本品需冷藏，应在 24 小时内使用	吗啡

药品名称	配制方法	溶液、稀释液的稳定性	配伍禁忌
泮库溴铵	本品注射液不需稀释，直接静脉注射	尚不明确	地西泮、硫喷妥钠
顺阿曲库铵	本品注射液可不经稀释，直接静脉注射，维持剂量可用 0.9%氯化钠注射液、5%葡萄糖注射液、葡萄糖氯化钠注射液稀释后静脉滴注	尚不明确	哌拉西林他唑巴坦、乳酸钠林格、酮咯酸氨丁三醇、硝普钠
维库溴铵	1. 本品粉针剂 10～20mg 用注射用水溶解至 50ml 后静脉注射 2. 持续静脉滴注：用 0.9%氯化钠注射液、5%葡萄糖注射液、葡萄糖氯化钠注射液、乳酸钠林格注射液稀释至 0.1～0.2mg/ml	尚不明确	地西泮、呋塞米、两性霉素 B 胆固醇脂质体复合物、硫喷妥钠、吗啡、依托咪酯

第十五章 五官科用药

第一节 眼 科 用 药

眼科用药注射剂配制、稳定性及其配伍禁忌见表 15-1。

表 15-1 眼科用药注射剂配制、稳定性及其配伍禁忌

药品名称	配制方法	溶液、稀释液的稳定性	配伍禁忌
奥克纤溶酶	从冰箱中取出本品，室温下解冻（需几分钟）；在无菌操作下，加入 0.9%氯化钠注射液 0.2ml 至加本品的玻璃瓶中，轻轻转动玻璃瓶，直至混合均匀	溶解后立即使用	尚不明确
玻璃酸钠	本品只能局部给药	尚不明确	尚不明确
雷珠单抗	本品注射液需用所附的带过滤器的注射器抽取	抽取后尽快使用	禁止与其他药物配伍
普罗碘铵	本品只能局部给药	尚不明确	尚不明确
维替泊芬	静脉注射：本品 15mg 先用 7ml 无菌注射用水配制成 7.5ml 浓度为 2mg/ml 的注射液，再按 6mg/m² 体表面积计算合适剂量，多余的量抽取弃去，以 5%葡萄糖注射液稀释，稀释后总体积为 30ml，最终的稀释液以 3ml/min 的速度注射 10 分钟	将本品溶解于 5%葡萄糖注射液，配成 30ml 溶液。配制好的溶液必须避光保存，并且在 4 小时内使用	尚不明确

第二节 耳鼻喉和口腔科用药

耳鼻喉和口腔科用药注射剂配制、稳定性及其配伍禁忌见表 15-2。

表 15-2 耳鼻喉和口腔科用药注射剂配制、稳定性及其配伍禁忌

药品名称	配制方法	溶液、稀释液的稳定性	配伍禁忌
鱼肝油酸钠	本品注射剂无须稀释，直接使用	尚不明确	尚不明确

第十六章　其他类药物

第一节　生　物　制　品

生物制品注射剂配制、稳定性及其配伍禁忌见表 16-1。

表 16-1　生物制品注射剂配制、稳定性及其配伍禁忌

药品名称	配制方法	溶液、稀释液的稳定性	配伍禁忌
A 群 C 群脑膜炎球菌多糖疫苗	本品注射液不需稀释，直接皮下注射	本品开启后应立即使用，如需放置，应置于 2～8℃处，并于 1 小时内用完，其余均应废弃	不可与其他药物配伍
白喉抗毒素	冻干制剂应按标签上规定的量加入灭菌注射用水，轻摇使其完全溶解	与大输液配伍可稳定 8 小时以上，针管内配伍可稳定 2 小时以上	不可与其他药物配伍
白介素-2	1. 皮下注射：本品粉针剂以注射用水 2ml 溶解 2. 静脉滴注：本品注射剂以 0.9%氯化钠注射液 500ml 稀释	与大输液配伍可稳定 8 小时以上，针管内配伍可稳定 2 小时以上	表柔比星、奈达铂、柔红霉素、参芪注射剂
布氏菌纯蛋白衍生物	皮内注射	本品注射液应在安瓿开启后 30 分钟内使用	尚不明确
多价气性坏疽抗毒素	静脉注射：①皮下或肌内注射均未发生异常反应者方可采用静脉注射，并将安瓿于温水中加热至接近体温后再注射。②注射时应缓慢。开始时用量不超过 1ml/min，随后亦不宜超过 4ml/min，且单次注射量不应超过 40ml	与大输液配伍可稳定 8 小时以上，针管内配伍可稳定 2 小时以上	破伤风抗毒素
干扰素 α1b	肌内注射/皮下注射：使用本品粉针剂前每支用灭菌注射用水 1ml 溶解	与大输液配伍可稳定 8 小时以上，针管内配伍可稳定 2 小时以上	表柔比星、奈达铂、柔红霉素、参芪注射剂、
钩端螺旋体疫苗	皮下注射	本品开启后应立即使用，如需放置，应置于 2～8℃处，并于 1 小时内用完，其余均应废弃	不可与其他药物配伍
甲型乙型肝炎联合疫苗	肌内注射	本品开启后应立即使用，如需放置，应置于 2～8℃处，并于 1 小时内用完，其余均应废弃	不可与其他药物配伍

续表

药品名称	配制方法	溶液、稀释液的稳定性	配伍禁忌
结核菌素纯蛋白衍生物	皮内注射	尚不明确	尚不明确
卡介苗纯蛋白衍生物	皮内注射	尚不明确	尚不明确
抗狂犬病血清	浸润注射/肌内注射：受伤部位应先进行浸润注射，余下的血清进行肌内注射（头部咬伤可注射于颈背部肌肉）。剂量为40U/kg（特别严重者可增量至 80～100U/kg），于1～2天分次注射。注射完毕后开始注射狂犬病疫苗，亦可同时注射狂犬病疫苗	与大输液配伍可稳定8小时以上，针管内配伍可稳定2小时以上	人用精制狂犬病疫苗（Vero细胞）、人用狂犬病疫苗（地鼠肾细胞）
抗蛇毒血清	静脉注射：①皮下或肌内注射均未发生异常反应者方可采用静脉注射，并将安瓿于温水中加热至接近体温后再注射。②注射时应缓慢。开始时用量不超过 1ml/min，随后亦不宜超过4ml/min，且单次注射量不应超过40ml	与大输液配伍可稳定8小时以上，针管内配伍可稳定2小时以上	禁止与其他药物混合
抗炭疽血清	本品注射液不需稀释，直接皮下注射	尚不明确	禁止与其他药物混合
狂犬病人免疫球蛋白	皮下浸润注射、肌内注射	与大输液配伍可稳定8小时以上，针管内配伍可稳定2小时以上	阿莫西林克拉维酸钾、氨苄西林舒巴坦、抗人T细胞兔免疫球蛋白、抗人淋巴细胞免疫球蛋白、哌拉西林他唑巴坦钠、人血白蛋白、人用狂犬病疫苗（地鼠肾细胞）、瑞芬太尼、替卡西林克拉维酸钾、乌司他丁、脂肪乳氨基酸葡萄糖
流行性感冒全病毒灭活疫苗	肌内注射	本品开启后应立即使用	不可与其他药物配伍
麻腮风联合减毒活疫苗	皮下注射	开启安瓿和注射时，切勿使消毒剂接触疫苗。安瓿开启后，疫苗应在1小时内用完	不可与其他药物配伍
麻疹减毒活疫苗	皮下注射	1. 本品开启后应立即使用，如需放置，应置2～8℃条件下贮存并于30分钟内用完 2. 本品在开启和使用过程中，切勿使消毒液接触本品	不可与其他药物配伍

药品名称	配制方法	溶液、稀释液的稳定性	配伍禁忌
破伤风抗毒素	静脉给药：①本品可静脉注射，还可混合于5%葡萄糖注射液、0.9%氯化钠注射液中静脉滴注。②仅皮下或肌内注射后未见异常反应时方可静脉给药。③静脉注射应缓慢，初始速率不超过 4000U/min，随后不宜超过 1.6 万U/min，且一次不应超过 16 万 U（儿童不应超过 3200U/kg）	与大输液配伍可稳定 8 小时以上，针管内配伍可稳定 2 小时以上	多价气性坏疽抗毒素
破伤风人免疫球蛋白	肌内注射	开瓶后应一次注射完，不可分次使用	阿莫西林克拉维酸钾、氨苄西林舒巴坦、抗人 T 细胞兔免疫球蛋白、抗人淋巴细胞免疫球蛋白、哌拉西林他唑巴坦、人血白蛋白、人用狂犬病疫苗（地鼠肾细胞）、瑞芬太尼、替卡西林克拉维酸钾、乌司他丁、脂肪乳氨基酸葡萄糖
人免疫球蛋白	静脉滴注：①本品 5%注射液可直接滴注或以 5%葡萄糖注射液稀释 1～2 倍后滴注。②每克本品粉针剂以 20ml 注射用水溶解，溶液可直接滴注或以 5%葡萄糖注射液稀释 1～2 倍后滴注	与大输液配伍可稳定 8 小时以上，针管内配伍可稳定 2 小时以上	阿莫西林克拉维酸钾、氨苄西林舒巴坦、夫西地酸、抗人 T 细胞兔免疫球蛋白、抗人淋巴细胞免疫球蛋白、氯化钠、哌拉西林他唑巴坦、人血白蛋白、瑞芬太尼、替卡西林克拉维酸钾、乌司他丁、脂肪乳氨基酸葡萄糖
人纤维蛋白原	静脉滴注：临用前将本品粉针剂及灭菌注射用水预温至 30～37℃，然后按瓶签标示量注入预温的灭菌注射用水，置 30～37℃水浴中，轻轻摇动使制品全部溶解（剧烈振摇和温度过低可使蛋白变性）	与大输液配伍可稳定 8 小时以上，针管内配伍可稳定 2 小时以上	阿莫西林克拉维酸钾、氨苄西林舒巴坦、抗人 T 细胞兔免疫球蛋白、抗人淋巴细胞免疫球蛋白、哌拉西林他唑巴坦、人血白蛋白、瑞芬太尼、替卡西林克拉维酸钾、脂肪乳氨基酸葡萄糖
人用狂犬病疫苗	肌内注射	本品开启后应立即使用	不可与其他药物配伍
森林脑炎灭活疫苗	肌内注射	本品开启后应立即使用，如需放置，应置于 2～8℃处，并于 1 小时内用完，其余均应废弃	不可与其他药物配伍
伤寒甲型乙型副伤寒联合疫苗	本品注射液不需稀释，直接皮下注射	本品开启后应立即使用，如需放置，应置于 2～8℃处，并于 1 小时内用完，其余均应废弃	不可与其他药物配伍

续表

药品名称	配制方法	溶液、稀释液的稳定性	配伍禁忌
伤寒疫苗	本品注射液不需稀释，直接皮下注射	本品开启后应立即使用，如需放置，应置于2～8℃处，并于1小时内用完，其余均应废弃	不可与其他药物配伍
双价肾综合征出血热灭活疫苗	肌内注射	疫苗注射前应充分摇匀，开瓶后应立即使用	不可与其他药物配伍
吸附百白破联合疫苗	本品注射液不需稀释，直接皮下注射	本品开启后应立即使用，如需放置，应置于2～8℃处，并于1小时内用完，其余均应废弃	不可与其他药物配伍
锡克试验毒素	皮内注射	尚不明确	尚不明确
乙型肝炎人免疫球蛋白	肌内注射：本品冻干制剂临用前以灭菌注射用水溶解，溶解后浓度为100U/ml	与大输液配伍可稳定8小时以上，针管内配伍可稳定2小时以上	阿莫西林克拉维酸钾、氨苄西林舒巴坦、抗人T细胞兔免疫球蛋白、抗人淋巴细胞免疫球蛋白、哌拉西林他唑巴坦钠、人血白蛋白、人用狂犬病疫苗(地鼠肾细胞)、瑞芬太尼、替卡西林克拉维酸钾、乌司他丁、脂肪乳氨基酸葡萄糖
乙型脑炎减毒活疫苗	皮下注射	本品开启后应立即使用，如需放置，应置2～8℃条件下贮存并于30分钟内用完	不可与其他药物配伍
注射用A型肉毒毒素	肌内注射	2～8℃下于4小时内用完	不可与其他药物配伍

第二节　造 影 剂

造影剂注射剂配制、稳定性及其配伍禁忌见表16-2。

表16-2　造影剂注射剂配制、稳定性及其配伍禁忌

药品名称	配制方法	溶液、稀释液的稳定性	配伍禁忌
超顺磁性氧化铁	静脉滴注：0.56mg(铁)/kg(相当于本品0.05ml/kg)，用5%葡萄糖注射液100ml稀释，放置30分钟，稀释药物通过5μm过滤器以2～4ml/min的速度给药	稀释后应于8小时内使用	尚不明确
胆影葡胺	本品注射液不经稀释，直接静脉注射	胆影葡胺可用5%葡萄糖注射液等量稀释后静脉注射，可放置8小时	苯海拉明、碘普罗胺、异丙嗪
碘苯酯	本品注射液不经稀释，直接静脉注射	尚不明确	碘普罗胺、吗啡、吗啡阿托品、哌替啶
碘佛醇	造影注射	注射液应临用时配制	倍他米松、地塞米松、碘普罗胺、复方倍他米松、甲泼尼龙、可的松、吗啡、吗啡阿托品、哌替啶、泼尼松龙、羟化可的松、氢化可的松、曲安奈德、曲安西龙、去氧皮质酮、亚甲蓝、依沙吖啶

药品名称	配制方法	溶液、稀释液的稳定性	配伍禁忌
碘海醇	造影注射	注射液应临用时配制	碘普罗胺、吗啡、吗啡阿托品、尼卡地平、哌替啶
碘化油	静脉注射、肌内注射	与大输液配伍可稳定8小时以上，针管内配伍可稳定2小时以上	碘普罗胺、吗啡、哌替啶、乙酰半胱氨酸
碘卡酸	本品注射液不经稀释，直接静脉注射	尚不明确	吗啡、哌替啶、亚甲蓝、依沙吖啶
碘克沙醇	造影注射	与大输液配伍可稳定8小时以上，针管内配伍可稳定2小时以上	碘普罗胺、吗啡、吗啡阿托品、哌替啶、亚甲蓝、依沙吖啶
碘克沙酸葡胺	造影注射	注射液应临用时配制	吗啡、吗啡阿托品、哌替啶
碘帕醇	造影注射	注射液应临用时配制	碘普罗胺、吗啡、吗啡阿托品、尼卡地平、哌替啶、亚甲蓝、依沙吖啶
碘普罗胺	造影注射	注射液应临用时配制	胆影葡胺、锝[⁹⁹ᵐTc]替曲膦、碘苯酯、碘佛醇、碘海醇、碘化油、碘克沙醇、碘帕醇、碘曲仑、碘他拉葡胺、泛影葡胺、泛影酸、泛影酸钠、复方泛影葡胺、钆双胺、氯化铊、吗啡、吗啡阿托品、哌替啶、亚甲蓝、依沙吖啶
碘曲仑	造影注射	本品吸入注射器后必须立即使用	碘普罗胺、吗啡、吗啡阿托品、哌替啶
碘他拉葡胺	造影注射	与大输液配伍可稳定8小时以上，针管内配伍可稳定2小时以上	苯海拉明、碘普罗胺、氯苯那敏、吗啡、吗啡阿托品、哌替啶、西咪替丁、溴苯那敏、亚甲蓝、异丙嗪、依沙吖啶
碘他拉酸钠	造影注射	与大输液配伍可稳定8小时以上，针管内配伍可稳定2小时以上	尚不明确
泛影葡胺	不必稀释，造影注射	与大输液配伍可稳定8小时以上，针管内配伍可稳定2小时以上	倍他米松、苯海拉明、地塞米松、碘普罗胺、复方倍他米松、甲泼尼龙琥珀酸钠、氢化可的松、曲安奈德、异丙嗪
泛影酸钠	不必稀释，造影注射	与大输液配伍可稳定8小时以上，针管内配伍可稳定2小时以上	尚不明确
钆贝葡胺	本品注射液不经稀释直接静脉注射	尚不明确	本品不能与其他药物混合注射
钆喷酸葡胺	本品注射液不经稀释直接静脉注射	尚不明确	尚不明确
钆双胺	本品注射液不经稀释直接静脉注射	尚不明确	碘普罗胺
甲泛葡胺	造影注射	注射液应临用时配制	禁止与其他药液配伍
锰福地吡三钠	静脉滴注：单次0.5ml/kg，滴注时间为8～20分钟，滴速为2～3ml/min	尚不明确	尚不明确
乙碘油	不必稀释，造影注射	注射液应临用时配制	尚不明确

第三节　器官功能检查用药

器官功能检查用药注射剂配制、稳定性及其配伍禁忌见表 16-3。

表 16-3　器官功能检查用药注射剂配制、稳定性及其配伍禁忌

药品名称	配制方法	溶液、稀释液的稳定性	配伍禁忌
靛胭脂	本品注射液不经稀释，直接肌内注射、静脉注射	尚不明确	氯化钠
酚磺酞	本品注射液不经稀释，直接肌内注射、静脉注射	尚不明确	尚不明确
刚果红	本品注射液无须稀释，直接静脉注射	尚不明确	葡萄糖、氯化钠
五肽胃泌素	本品注射液不经稀释，直接肌内注射、静脉注射	尚不明确	尚不明确
伊文思蓝	静脉注射：一次 25mg，以 1～2ml 0.9%氯化钠注射液稀释后，空腹时自肘前静脉注射，9 分钟后于对侧肘前静脉抽血测定	尚不明确	尚不明确
乙醚	静脉注射：将 1ml 本品注射液与 2ml 灭菌 0.9%氯化钠注射液混合，自臂静脉注入至嗅到本品味为止，正常者为 4～6 秒	尚不明确	尚不明确
吲哚菁绿	本品粉针剂须临用前用附带的灭菌注射用水完全溶解，不得使用其他溶液（如 0.9%氯化钠注射液）溶解	配制后的注射液可于阴凉、遮光处保存不超过 4 小时	氯化钠
荧光素钠	本品注射液可直接静脉注射，应避免药液外渗，防止因荧光素溶液碱性高造成局部组织的严重损伤	尚不明确	氨茶碱、乳酸钠、碳酸氢钠
组胺	本品注射液不经稀释，直接皮内注射	尚不明确	尚不明确

第四节　解　毒　药

解毒药注射剂配制、稳定性及其配伍禁忌见表 16-4。

表 16-4　解毒药注射剂配制、稳定性及其配伍禁忌

药品名称	配制方法	溶液、稀释液的稳定性	配伍禁忌
碘解磷定	用 5%葡萄糖注射液或 0.9%氯化钠注射液 20～40ml 稀释后，于 10～15 分钟缓慢注射，本品粉针剂较难溶解，可加温(40～50℃)或振摇以促溶	本品水溶液不稳定，遇光易变质，稀释液应立即使用	氨茶碱、谷氨酸钠、吗啡、吗啡阿托品、哌替啶、乳酸钠、碳酸氢钠、亚甲蓝、依沙吖啶
二巯丙醇	本品注射液不需稀释，直接肌内注射	尚不明确	重组人胰岛素、混合人胰岛素、精蛋白锌重组人胰岛素、门冬胰岛素
二巯丙磺钠	本品注射液不需稀释，直接肌内注射、静脉注射	尚不明确	重组人胰岛素、混合人胰岛素、精蛋白锌重组人胰岛素、门冬胰岛素
二巯丁二钠	静脉注射：以注射用水、0.9%氯化钠注射液、5%葡萄糖注射液配成 5%～10%的溶液，于 15 分钟内静脉注射	尚不明确	精蛋白锌重组人胰岛素、门冬胰岛素
氟马西尼	静脉注射：本品注射液可用 5%葡萄糖注射液、乳酸钠林格注射液或 0.9%氯化钠注射液稀释	稀释后应于 24 小时内使用	地西泮、氟硝西泮、氯氮䓬、氯硝西泮、劳拉西泮、咪达唑仑、羟丁酸钠
还原型谷胱甘肽	1. 静脉滴注：本品粉针剂以注射用水溶解后，加入 100ml、250～500ml 0.9%氯化钠注射液或 5%葡萄糖注射液中 2. 肌内注射：本品粉针剂以注射用水溶解	溶解后的本品在室温下可保存 2 小时，0～5℃保存 8 小时	昂丹司琼、苯海拉明、川芎嗪、多西环素、多烯磷脂酰胆碱、法莫替丁、泛酸、复方磺胺甲噁唑、磺胺二甲嘧啶钠、磺胺甲噁唑、磺胺间甲氧嘧啶、磺胺嘧啶钠、磺胺异噁唑、甲氧苄啶、金霉素、精蛋白锌重组人胰岛素、雷尼替丁、氯苯那敏、氯马斯汀、门冬胰岛素、米诺环素、尼扎替丁、泮托拉唑、羟嗪、曲匹那敏、赛克力嗪、四环素、替加环素、土霉素、维生素 B_{12}、西咪替丁、溴苯那敏、亚硫酸氢钠甲萘醌、异丙嗪、组织胺人免疫球蛋白
硫代硫酸钠	静脉注射/肌内注射：本品粉针剂临用前用灭菌注射用水溶解成 5%溶液	本品与 5%葡萄糖注射液、0.9%氯化钠注射液可以配伍，与大输液配伍可稳定 8 小时以上，针管内配伍可稳定 2 小时以上	葡萄糖酸钙、亚硝酸钠
氯解磷定	一次用量药物用 5%或 10%葡萄糖注射液、0.9%氯化钠注射液 20～40ml 稀释作静脉注射液	与大输液配伍可稳定 8 小时以上，针管内配伍可稳定 2 小时以上	氨茶碱、氨苄西林舒巴坦、碘解磷定、培氟沙星、乳酸钠、碳酸氢钠
纳洛酮	静脉滴注：本品粉针剂、注射液 2mg 临用前以 0.9%氯化钠注射液或 5%葡萄糖注射液 500ml 溶解稀释，使浓度为 0.004mg/ml	稀释液应在 24 小时内使用，超过 24 小时未使用的剩余混合液必须丢弃	氨茶碱、两性霉素 B 胆固醇脂质体复合物、乳酸钠、生脉注射液、碳酸氢钠
纳美芬	本品注射液不需稀释，直接静脉注射、肌内注射或皮下注射	尚不明确	尚不明确

续表

药品名称	配制方法	溶液、稀释液的稳定性	配伍禁忌
喷替酸钙钠	以 5%葡萄糖注射液、乳酸钠林格注射液或 0.9%氯化钠注射液 100～250ml 稀释后滴注	大输液中配伍可稳定 8 小时以上，针管内配伍可稳定 2 小时以上	尚不明确
喷替酸锌三钠	以 5%葡萄糖注射液、乳酸钠林格注射液或 0.9%氯化钠注射液 100～250ml 稀释后滴注	大输液中配伍可稳定 8 小时以上，针管内配伍可稳定 2 小时以上	尚不明确
去铁胺	本品 0.5g 加入灭菌注射用水 2ml 中溶解，然后再稀释于 5%或 10%葡萄糖注射液、0.9%氯化钠或复方氯化钠注射液 250～500ml 中	溶解后药液应立即使用（3 小时内）	氟罗沙星、乙酰半胱氨酸
双复磷	本品注射液不经稀释，直接肌内注射	尚不明确	尚不明确
亚甲蓝	本品注射液用 25%葡萄糖注射液 40ml 稀释。用于儿童氰化物中毒时，用 5%葡萄糖注射液 20～40ml 稀释	亚甲蓝可与葡萄糖配伍使用，在大输液中配伍 8 小时稳定，针管内配伍可稳定 2 小时	阿洛西林、氨苄西林舒巴坦、碘解磷定、含碘造影剂吗啡、葡萄糖酸钙
亚硝酸钠	用 0.9%氯化钠注射液稀释至 100ml 后静脉注射（5～20 分钟）	稀释液可稳定 8 小时以上	硫代硫酸钠
依地酸钙钠	本品 1g 加入 5%葡萄糖注射液 250～500ml 中，浓度以 2～4mg/ml 为宜，静脉滴注 4～8 小时	尚不明确	阿糖腺苷、奥扎格雷、地高辛、夫西地酸、复方电解质葡萄糖、复合磷酸氢钾、甲硫氨酸维 B_1、肼屈嗪、两性霉素 B、氯膦酸二钠、吗啡阿托品、萘呋胺、帕米膦酸二钠、培美曲塞二钠、去乙酰毛花苷、乳酸林格、四环素、替加氟、头孢拉定、头孢孟多、头孢孟多酯钠、头孢曲松、腺苷蛋氨酸、洋地黄毒苷、伊班膦酸钠、转化糖、转化糖电解质、左氧氟沙星、唑来膦酸

索　引

（按汉语拼音顺序排列）